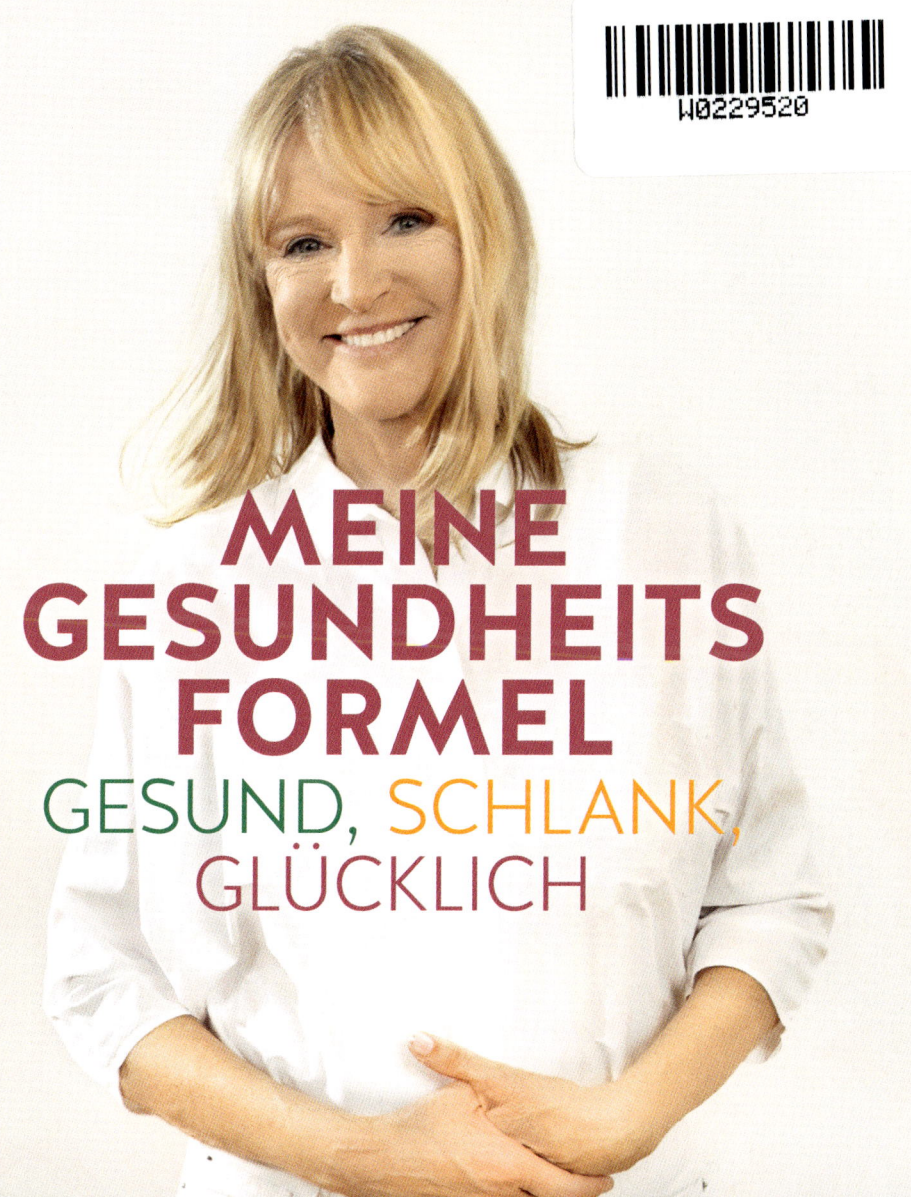

DR. PETRA BRACHT

AUTORIN DES BESTSELLERS »INTERVALLFASTEN«

MEINE GESUNDHEITS FORMEL

GESUND, SCHLANK, GLÜCKLICH

THEORIE

Machen Sie mit!   5

DIE DREI ELEMENTE
DER GESUNDHEITSFORMEL   8

Ernährung   10
Die Krankmacher   12
So minimieren Sie die Strahlendosis   19
Gift in unserem Essen   20
Anna Laura Kummer   30
Die Gesundmacher   31
Detox   32
Intervallfasten   33
Säure-Basen-Balance   35
Besser ohne Blähbauch   39
Gesunde und ungesunde Proteine   40
Die Nährstoffe   42
Mangel an Mikroernährungsstoffen   43
Nahrungsergänzungsmittel   44
Vegane Ernährung   49

Bewegung   52
Bewegung macht gesund   53
Lisa Albrecht   55
Trainingshindernisse überwinden   58
Zwölf gute Gründe für
regelmäßige körperliche Bewegung   60
Sport bei Krankheit und Schmerzen   61
Stark und schlank durch Yoga   62

Achtsamkeit   64
Achtsamkeit, was ist das?   65
Ist Achtsamkeit etwas für mich?   66
Schritt für Schritt mehr Achtsamkeit   68
Befreien Sie sich von Ballast   70
Der Weg ist das Ziel   70
Jil Zeletzki   71
Der Weg zum Glück   74

PRAXIS

DIE 10-TAGE-CHALLENGE   76

Bevor Sie beginnen   78
fayo-Flow-Basics   80
So nehmen Sie garantiert ab   82
Achtsamkeits-Basics   84
Rezept-Basics   86
Test: So bin ich heute drauf   89

Die Challenge   90
Challenge geschafft?   152

SERVICE

Bücher & Adressen   155
Sachregister   157
Dank   158

SO IST DIESES BUCH AUFGEBAUT

Im ersten Kapitel erhalten Sie das nötige Wissen zu den Themen Ernährung (siehe Seite 10–51), Bewegung (siehe Seite 52–63) und Achtsamkeit (siehe Seite 64–75), damit Sie genau nachvollziehen können, wie meine Gesundheitsformel funktioniert. Im zweiten Kapitel setzen wir sie mit der 10-Tage-Challenge (siehe Seite 76– 151) in die Praxis um.

ERNÄHRUNG

Im Gegensatz zu den meisten Büchern habe ich mich entschieden, Ihnen gleich zu Beginn des Ernährungsteils wichtige Hinweise auf Krankmacher zu geben, die nicht alle unmittelbar mit Ernährung zusammenhängen, jedoch entscheidend für Ihre Gesundheit sind. Erst die möglichst weitgehende Vermeidung dieser krank machenden Einflüsse führt dazu, dass die volle Wirksamkeit meiner Gesundheitsformel erreicht werden kann.

Dann steigen wir ins Thema der Lebensmittel, die gesund machen, ein, und ich erkläre Ihnen, wie sie im Körper wirken und warum die von mir empfohlene Ernährungsweise für Sie und Ihre Gesundheit so wichtig und wohltuend ist.

BEWEGUNG

Bewegung ist das zweite Element meiner Gesundheitsformel. In diesem Kapitel erfahren Sie, warum Bewegung so wichtig ist und wie die Effekte gesunder Ernährung durch die richtige Kombination mit hochwertiger Bewegung vervielfacht werden können.

ACHTSAMKEIT

Das letzte und dritte Element der Gesundheitsformel ist die Achtsamkeit. In unserer leistungsorientierten Gesellschaft nimmt die Bedeutung des Themas rund um Achtsamkeit eine immer wichtigere Rolle ein. Denn unser Bewusstsein und der richtige Fokus können uns vor vielen Krankheiten unserer Zeit bewahren, ja sogar heilen.

10-TAGE-CHALLENGE

Im Praxisteil werden Sie aktiv. In der 10-Tage-Challenge wird all das umgesetzt, was Sie in den ersten Kapiteln dieses Buches erfahren haben. Die Challenge ist meine Einladung an Sie, die Gesundheitsformel auszuprobieren und die Effekte am eigenen Körper zu spüren – denn Probieren geht über Studieren.

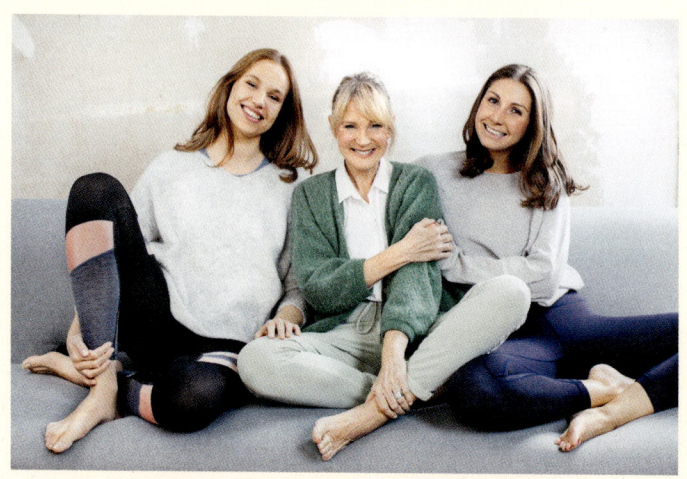

»Die Gesundheit ist zwar nicht alles, aber ohne Gesundheit ist alles nichts.«
Arthur Schopenhauer

Dr. med. Petra Bracht

ist Ärztin für Allgemeinmedizin und Naturheilverfahren, Ernährungsspezialistin und Bestsellerautorin. In ihrer Praxis erlebt sie seit vielen Jahren, wie Menschen durch Invervallfasten und vegane Ernährung gesund werden. Krankheiten lassen sich verhindern und heilen! Ihr Ziel ist es, dass jeder Mensch seine Gesundheit in die eigenen Hände nehmen kann. Auf ihrer langen Erfahrung mit Patienten basiert diese Gesundheitsformel.

Mira Flatt

ist Wirtschaftspsychologin und Bewegungsspezialistin. Sie hat die 10-Tage-Challenge und die *fayo*-Flows mitentwickelt. Seit über fünf Jahren arbeitet sie intensiv mit Petra Bracht zusammen, unter anderem als Rezeptautorin. Ihr Herzenswunsch ist es, etwas zu bewegen, in den Köpfen, Herzen und Körpern der Menschen.

Samira Knott

ist Psychologin und studiert seit einigen Jahren die buddhistische Philosophie der Achtsamkeitslehre. Sie ist überzeugt, dass Achtsamkeit ein wichtiger Faktor für Zufriedenheit und Gesundheit ist. In der 10-Tage-Challenge stellt sie einige Selbsthilfestrategien vor, mit denen Achtsamkeit erlernbar wird.

(v.l.n.r.: Samira, Petra Bracht, Mira)

MACHEN SIE MIT!

Ich freue mich, dass Sie dieses Buch in Ihren Händen halten. Es basiert auf nicht weniger als 35 Jahren Erfahrung als Ärztin. Aber es sind auch zwei besondere Frauen an diesem Buch beteiligt, Mira und Samira, die ich seit vielen Jahren kenne. Sie sind viel jünger als ich, und doch haben wir eine gemeinsame Vision, ein Ziel. Uns verbindet das Interesse an einem langen, gesunden und glücklichen Leben! Wir wollen gesund, schlank und fit bleiben, ohne auf Spaß und Lebenslust verzichten zu müssen. Wir wollen köstlich essen, uns mit Freude bewegen und uns rundum wohlfühlen.

Falls Sie ein Mann sind: Bitte legen Sie jetzt – vor lauter Schreck über diese geballte Frauenpower – das Buch nicht beiseite. Denn die Grundlagen für unsere *fayo*-Flows entspringen dem Wissen von Deutschlands Schmerzspezialisten Nr. 1 Roland Liebscher-Bracht, meinem Mann.

Das Wissen darum, wie man seine Gesundheit steigern und Krankheiten vermeiden kann, möchten wir so vielen Menschen wie möglich zugänglich machen. Deswegen halte ich neben meiner Arbeit als Ärztin Vorträge, schreibe Bücher und unterhalte einen YouTube-Kanal. Ich bin davon überzeugt, dass dieses Wissen auch dazu beiträgt, dass unser wunderschöner Planet Erde noch sehr lange bewohnbar bleibt und sich bedrohliche Entwicklungen wieder umkehren. Das ist seit dem Klimagipfel in Kattowitz nun amtlich. Endlich äußerten dort US-Professoren, dass die Einschränkung des Konsums tierischer Eiweiße nicht nur dem Klima der Erde, sondern auch unserer Gesundheit guttun würde. Umso mehr freut es mich wenn junge Menschen, wie Mira, Samira und die Bloggerinnen Anna Laura, Jil und Lisa, die Sie noch kennenlernen werden, sich für die Erhaltung unser aller Gesundheit und unseres Planeten engagieren.

Was diese Gesundheit und damit unser Glück angeht, gibt es seit einigen Jahren unglaubliche Entwicklungen, von denen die meisten Menschen noch nichts ahnen. Die Gentechnik, die Möglichkeit, menschliche Zellen umzu-

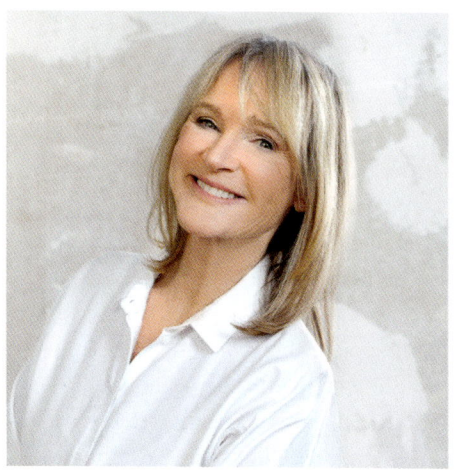

Dr. Petra Bracht

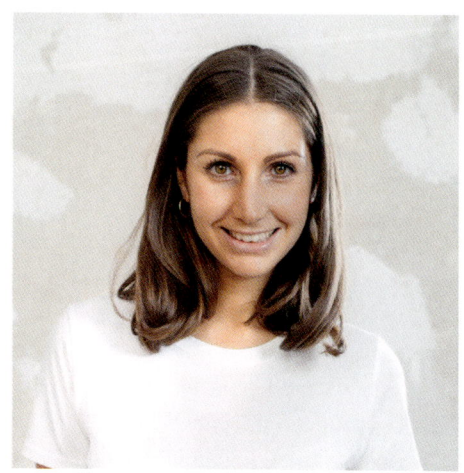

Mira Flatt

programmieren, die Digitalisierung in der Medizin, wird zur vollständigen Umwandlung derselben führen. Schon heute ist es möglich, das Erbgut von Pflanzen, Tieren und Menschen gezielt zu verändern. Die Schwelle zur Anwendung beim Menschen wird gerade überschritten. Wir sind inzwischen dazu in der Lage, in die Evolution einzugreifen.

Ich plädiere für eine natürliche Medizin, die vor allem ein Ziel hat: die uns innewohnenden Selbstheilungskräfte zur vollen Entfaltung zu bringen. Der menschliche Körper ist vollkommen. Ob in Millionen Jahren Evolution oder durch Gott perfektioniert, ich bin überzeugt davon, dass wir Menschen fehlerfrei »konstruiert« sind. Krankheiten, also »Fehlfunktionen«, entstehen so gut wie immer durch falschen »Gebrauch« des Systems

Mensch. Deswegen möchte ich Ihnen den richtigen Umgang mit Ihrem körperlich-geistig-seelischen System vermitteln. Basierend auf meinen Erfahrungen, der wissenschaftliche Forschung und den Krankheiten und Heilungsverläufen, die ich über viele Jahre in meiner Praxis beobachten durfte.

Ich rate Ihnen, den natürlichen Weg so lange zu gehen, bis er voll ausgeschöpft ist, um gesund zu werden. Medikamente, Schmerzmittel, Operationen und künstliche Gelenke sollten immer nur das letzte Mittel sein. Welche Nebenwirkungen und Spätfolgen all die künftigen Verfahren wie Genmanipulationen haben werden, kann noch niemand einschätzen. Aber ich kann Ihnen versichern, dass die medizinische Forschung bis heute noch nicht annähernd abschätzen kann, welch großartiges

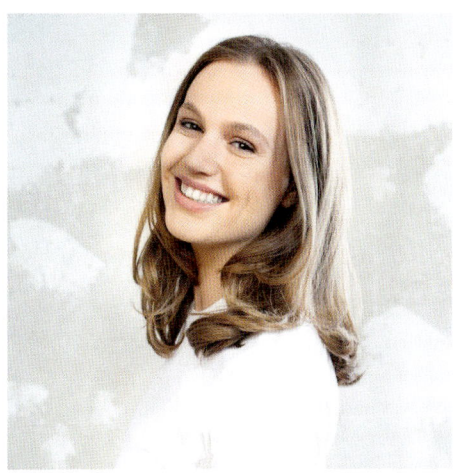

Samira Knott

Genesungspotenzial tatsächlich in unserem Körper schlummert. Wir müssen es nur hervorholen. Wie das gelingt, steht in diesem Buch. Meine Methode birgt keinerlei unbekannte Gefahren und Nebenwirkungen. Meist funktioniert sie so gut, dass die herkömmliche Medizin es nicht für möglich hält. Oft mangelt es nur an Kenntnis – sei es aus Desinteresse oder Unwissen, weil es im Studium kein Thema war. Sollte meine Vorgehensweise keinen Erfolg bringen, können Sie immer noch alles andere versuchen. Lernen Sie aber zunächst, sich und Ihrem Körper zu vertrauen. Seien Sie gut zu sich selbst und verbünden Sie sich mit Ihrem inneren Arzt. Er wird Ihnen zum Dank Gesundheit schenken!
Ich möchte Sie auf keinen Fall bekehren und schon gar nicht in ein Schema pressen. Suchen Sie sich aus meinen Vorschlägen einfach die heraus, die im jeweiligen Augenblick am besten zu Ihnen passen – egal, ob beim Thema Essen, Sport oder Achtsamkeit. Arbeiten Sie mit diesem Buch und kreieren Sie Ihre eigene Gesundheitsformel!
Die Geschichten, die Ihnen die Bloggerinnen Anna Laura (Seite 30), Lisa (Seite 55) und Jil (Seite 71) über ihren Weg zu einem gesunden und glücklichen Leben erzählen werden, machen Mut und Lust auf die von mir empfohlene heilende Ernährung, regelmäßige körperliche Bewegung und ein achtsames Leben. Basierend auf meinen Erfahrungen als Ärztin und durch den regen Austausch mit Mira und Samira, ist die 10-Tage-Challenge (ab Seite 77) entstanden. Samira stimmt Sie mit Achtsamkeitsübungen auf den Schwerpunkt jedes Tages ein. Mira führt Sie durch die *fayo*-Flows. Gemeinsam haben wir die Rezepte ausgewählt, die all unseren Ansprüchen an eine gesunde pflanzliche Ernährung gerecht werden und wirklich lecker schmecken. Gesundheit geht so leicht! Statt Vorschriften liefert die Challenge einfache Tipps ohne Risiken. Entscheiden Sie selbst, welche Ihnen guttun und welche nicht. Zehn Tage lang können Sie nun ausprobieren, wie meine Gesundheitsformel bei Ihnen wirkt. Sie werden spüren, was Ihnen guttut, und bei dem bleiben, was wirklich gut für Sie ist.

Viel Spaß und Erfolg bei der Challenge wünschen Ihnen Petra, Mira und Samira!

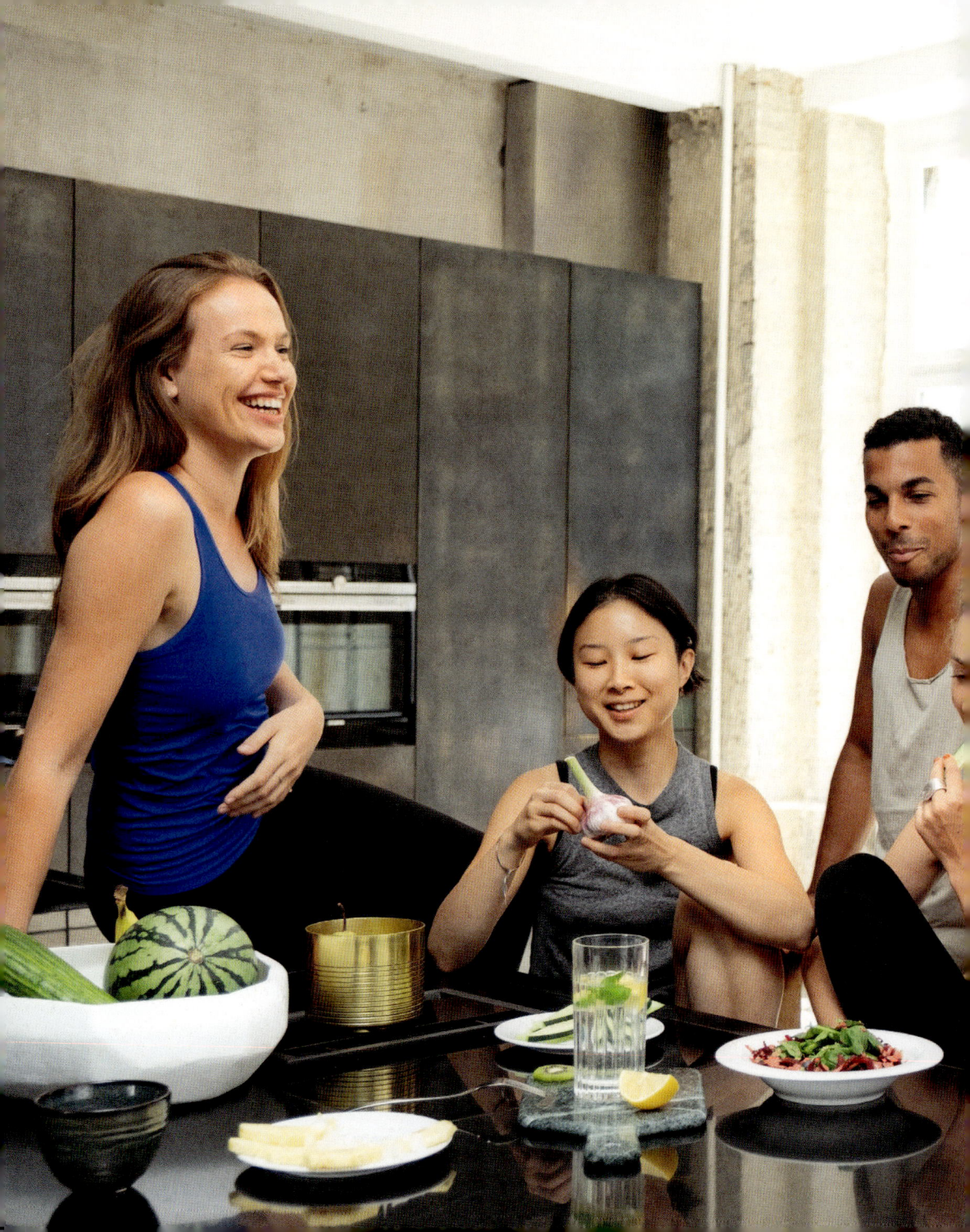

DIE DREI ELEMENTE DER GESUNDHEITS-FORMEL

Ernährung + Bewegung + Achtsamkeit = Gesundheit!
Die Kombination aus einer überwiegend pflanzlichen Ernährung,
hochwertiger Bewegung und bewusster Achtsamkeit ist meine persönliche
Gesundheitsformel! Sie enthält alles, was wir Menschen für unsere
Gesundheit brauchen, und macht uns zudem schlank und glücklich.

ERNÄHRUNG
10

BEWEGUNG
52

ACHTSAMKEIT
64

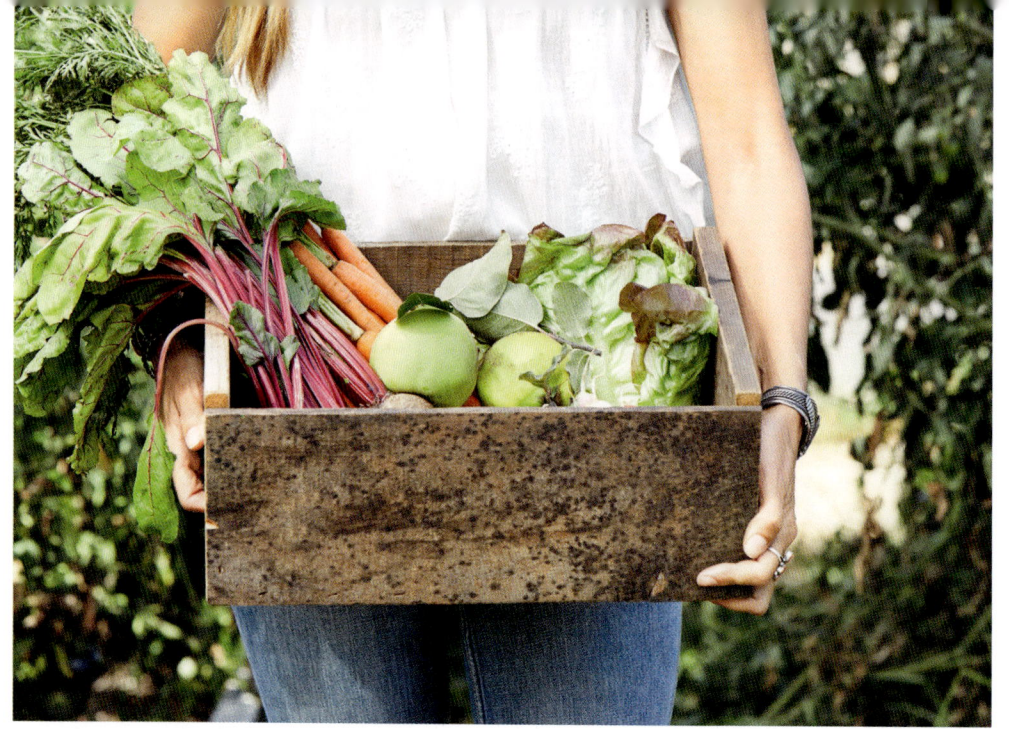

ERNÄHRUNG

Die Weltgesundheitsorganisation WHO hat bekannt gegeben, dass die Lebenserwartung zu sinken beginnt. Auf diese Information habe ich schon länger gewartet. Denn dass unser moderner Lifestyle das Leben zunehmend verkürzt, liegt auf der Hand. Es wird endlich Zeit für einen bewussten Lebensstil! Zeit, den Zusammenhang zwischen Nahrung und Gesundheit zu verstehen und zu verin-

nerlichen, sich durch eine gesunde Ernährung vor den Hauptkrankmachern unserer Zeit zu schützen und gleichzeitig dem Übergewicht den Kampf anzusagen. Denn wenn man einer Studie aus dem Jahr 2017 glaubt, wünschen sich 99 Prozent aller Befragten GESUNDHEIT an erster Stelle! Nehmen Sie sich wieder Zeit zum Essen, kochen Sie frisch, kauen und genießen Sie bewusst! Seien Sie also kompromisslos, was frisches Essen angeht, und achten Sie auf gute Qualität! Hinterfragen Sie seinen Ursprung und die Verarbeitung – und sparen Sie nicht beim Kostbarsten, was Sie kaufen können, bei Ihren Lebensmitteln. So einfach kann Gesundheit sein, wenn Sie sich vor Augen führen »Du bist, was du isst!«.

Essen ist also mehr als nur Nahrungsaufnahme. Es macht uns nicht nur satt, es bildet unsere Zellen, es gibt uns Kraft für Bewegung, Energie zum Denken und schützt uns vor Krankheiten. Daher ist das Essen eines der wichtigsten Dinge, wenn es um das Thema Gesundheit geht.

Essen ist aber auch Genuss, hat eine soziale Funktion und unterstützt die Kommunikation. Essen soll Freude bereiten, gesellig sein und am besten noch eine ausgewogene Nähr- und Vitalstoffbilanz mitbringen. Das gilt allerdings nur für eine natürliche, bunte und für uns Menschen wirklich geeignete Ernährung, die uns täglich unterstützt, fit und gesund zu bleiben! Doch wie geht das? Mit was befüllen wir unseren Körper? Aus was bilden sich unsere Zellen? Dazu mehr ab Seite 31.

Doch viele Menschen ernähren sich von mehr oder weniger industriell hergestellten und unnatürlichen Nahrungsmitteln und viel zu süßen, künstlichen Getränken. Mehrmals täglich wird der Körper mit viel zu Fettigem, schnellen und leeren Kohlenhydraten und viel zu wenig frischen Lebensmitteln vollgestopft. Gegessen wird meist zu schnell und zwischendurch, unbewusst und nach dem Motto »Hauptsache billig«. Das Ergebnis: Teller voll von leerer Nahrung ohne Nähr- und Vitalstoffe, vollgestopft mit Fett, Zucker und Giftstoffen. Und dann wundern wir uns, woher die vielen Krankheiten kommen? Also mich wundert das schon lange nicht mehr!

DER INNERE ARZT

In der medizinischen Forschung ist man sich inzwischen einig, dass es bei der Heilung schwerer Erkrankungen nicht nur darum geht, das Schlechte zu beseitigen, sondern darum, das Gute, unser Immunsystem und die Selbstheilungskräfte (unser innerer Arzt) zu stärken. Dann ist unser Körper in der Lage, Krankheiten selbst zu heilen oder gar nicht entstehen zu lassen. Unser Immunsystem kann uns gegen alles verteidigen, wenn es gut funktioniert und alles hat, was es benötigt.

Dazu gehört auch, dass unser Körper nicht unnötig mit »Müll« belastet wird, wir also weniger Schadstoffe, Gifte und ungeeignete Nahrung zuführen. Betreiben Sie Detox. Versuchen Sie alten Ballast auszuleiten und beginnen Sie, gesund zu leben und zu essen. Dann »blüht Ihr Immunsystem auf« und wird wieder so mächtig, wie es von Natur aus ist. Es ist nie zu spät, dafür ist unser Körper zu genial. Stärken Sie also immer ihr Immunsystem – die Gesundheitsformel hilft ihnen dabei – auch präventiv.

DIE KRANKMACHER

Krankheiten haben meist eine Ursache: »Müll« im Körper! Zu viel »Müll« hat seinen Ursprung in Nahrung, die unser Körper schlecht oder gar nicht verwerten kann, oder einer zu großen Menge davon. Mein Mentor, der Ernährungswissenschaftler Prof. Claus Leitzmann, sagt, dass 100 verschiedene Lebensmittel völlig ausreichen würden und 200 bereits Luxus seien. Heute stehen bis zu 300 000 in den Supermarktregalen. Das meine ich mit zu großer Menge. Eine gewisse Menge »Müll« kann leicht ausgeschieden werden, dazu gibt es die Entgiftungsorgane. Doch je größer die Menge und je unverwertbarer und belastender, desto mehr geraten diese Organe an ihre Grenzen, und der »Restmüll« sammelt sich im Körper an, behindert den Stoffwechsel und daraufhin die Organfunktionen und lässt schließlich Zellen entarten. Natürlich können Sie mit körperlicher Bewegung, die innere Bewegung auslöst, die Entgiftungsvorgänge unterstützen. Das ist der gesundheitliche Effekt von Bewegung, den wir auch für unser Gesundheitskonzept gezielt nutzen (siehe Seite 52–63). Aber der gesundheitliche Effekt ist noch viel höher, wenn Sie den Input an ungeeigneter Nahrung so gering wie möglich halten, um mit der Entgiftung und Ausscheidung auf der sicheren Seite zu bleiben.

Gift ist überall

Leider können wir den unzähligen giftigen Substanzen kaum mehr entkommen – sie belasten unseren Körper und machen in der Überdosis krank! Unser wunderbarer Körper verfügt über ein fantastisches, eingebautes Entgiftungssystem. Heute aber wird dieses körpereigene Entgiftungssystem total überfordert: Leber und Niere laufen auf Hochtouren. Metalle, Verpackungen, Zusatzstoffe und Strahlung, zu viel Zucker, Fette, Hormone und STRESS machen dem Körper zu schaffen, mit erheblichen gesundheitlichen Folgen.
Fangen Sie also am besten noch heute damit an, die Giftaufnahme so weit wie möglich zu begrenzen. Sie kochen Ihren Kaffee noch in einer Aluminiumkanne? Sie essen täglich Fleisch oder Fisch? Sie verwenden Alufolie oder regelmäßig Bluetooth? In Maßen kann der Körper damit fertig werden, doch meist überschreiten wir das Maß deutlich. Zu viel ist einfach zu viel, da kommt unser Körper irgendwann nicht mehr hinterher … Übrigens: Nicht nur Krankheit, Energielosigkeit und Lebensunlust sind ein Problem der Vermüllung, auch unser wunderschöner Planet droht daran zu ersticken.

ALLES, WAS GUT IS(S)T!
Auf den Innenklappen dieses Buchs finden Sie Positivlisten der Lebensmittel, die Sie mit gutem Gewissen genießen können. Die 10-Tage-Challenge (Seite 77–151) versorgt Sie zusätzlich mit gesunden Rezepten.

WEICHMACHER

Fangen wir bei der Verpackung der meisten Nahrungsmittel an. Weichmacher, sogenannte Phthalate, in Verpackungen und Folien sind gefährlich, weil sie ähnlich wie Hormone wirken. So können sie etwa unsere Gewichtskontrollhormone (etwa Insulin, Leptin) beeinflussen, außerdem können sie unsere Nervenbotenstoffe (wie Dopamin, Serotonin) negativ beeinflussen. Mögliche Folgen sind Depressionen, Diabetes, Übergewicht und Unfruchtbarkeit. Kaufen Sie Ihr Wasser also in Glasflaschen und unverpackte Lebensmittel von der Frischetheke. Vermeiden Sie Folienverpackungen! Alternativen sind Papier, Keramik oder Glas. Diese Materialien geben keine gesundheitsschädlichen Stoffe ab.

MUNDRAUM UND ZÄHNE

Metalle (etwa Amalgam und Gold) im Kiefer können Strahlungen verstärken, denn sie wirken wie Antennen mit direktem Anschluss zum Nervensystem und Gehirn. Die Folgen: Kopfschmerzen, Migräne und Schlafstörungen. Insbesondere das hochgiftige Quecksilber steht im Verdacht, Entzündungen im Mundraum zu verursachen und Auslöser für viele chronische Krankheiten zu sein. Amalgam ist eines der giftigsten Zahnfüllungsmaterialien und wird dennoch verwen-

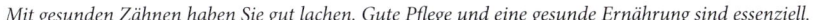

Mit gesunden Zähnen haben Sie gut lachen. Gute Pflege und eine gesunde Ernährung sind essenziell.

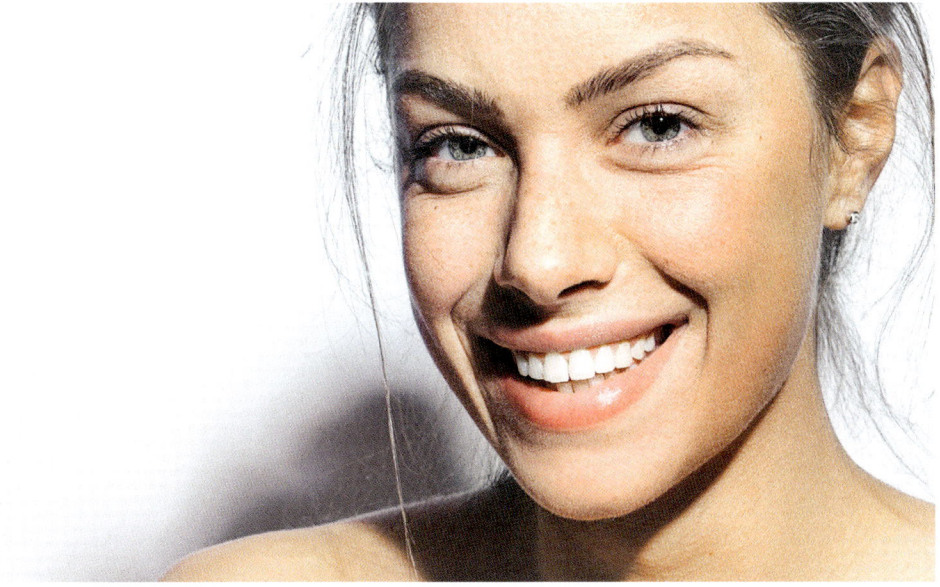

det. Quecksilber, der Hauptbestandteil von Amalgam, ist so giftig, dass es außerhalb des Mundes als Sondermüll entsorgt werden muss. Bei der Entfernung einer Amalgamfüllung empfehle ich, unbedingt einen erfahrenen Zahnarzt zu wählen, der einen Mundraumschutz und die Ausleitung des Schwermetalls aus dem Körper anbietet. Lassen Sie wurzelbehandelte Zähne unbedingt entfernen, denn sie belasten Ihren Körper und den gesamten Organismus dauerhaft. Wurzeltote Zähne können sogar ein Hauptauslöser für viele Krankheiten sein, denn bei einer Wurzelbehandlung können nie alle Bakterien und Giftstoffe entfernt werden, da lediglich die Hauptkanäle gereinigt und versiegelt werden können. Das Hauptproblem sind die Giftstoffe, die mit einem Gewebszerfall einhergehen. Von einem abgestorbenen Zahn werden permanent Leichengifte in Ihren Körper freigegeben, die toxisch auf Ihre Nerven wirken und eine Dauerbelastung für Ihren gesamten Körper darstellen. Es ist praktisch unmöglich, eine tote Zahnwurzel so abzudichten, dass sie gesundheitsneutral wird. Detox beginnt im Mund, und Ölziehen ist eine Lösung! In zahlreichen Analysen der Abfallflüssigkeit nach dem Ölziehen hat man riesige Mengen von Bakterien, Viren, Krankheitserregern und anderen schädlichen Substanzen gefunden. Diese werden durch die Lymphflüssigkeit und über die Schleimhäute in die Mundhöhle transportiert und werden bei Kontakt von dem Öl aufgenommen, gebunden und dem Körper entzogen. Dadurch wird der Stoffwechsel aktiviert und das Immunsystem entlastet.

Das Ölziehen ist ein super Ritual für Ihre Morgendusche. Sie sollten es für zehn bis 15 Minuten durchführen. In dieser Zeit kann sich das Öl perfekt in den Zahnzwischenräumen und -taschen verteilen und gesundheitsschädliche Bakterien eliminieren. Außerdem werden Ihre Zähne bei täglicher Anwendung ganz natürlich aufgehellt. Nachfolgend die wichtigsten Tipps dazu, wie Sie ganz leicht für Gesundheit im Mundraum sorgen können:

- Morgens und abends Ölziehen
- Bewusstes Zähneputzen mit System: Innenflächen, Außenflächen, Kauflächen
- Zunge reinigen und Bakterienherde killen
- Zahnbürste regelmäßig wechseln
- Zahnreinigungen (2-mal pro Jahr)
- Reduzierung von Zahnpasta mit Fluorid, denn Karies ist KEIN Fluormangelproblem, und zu viel Fluor hat schädliche Nebenwirkungen auf den Körper
- Vorsicht mit Aufhellungszahncremes, auf Dauer zerstören sie die natürliche Mundflora und den Zahnschmelz!
- Alle Metalle aus dem Körper entfernen
- Giftige Stoffe wie Amalgam, das Quecksilber enthält, entfernen und ausleiten
- Wenn nötig, Füllungen aus Keramik verwenden. Selbst Gold, Titan und Kunststoff enthalten giftige Substanzen, die unserer Gesundheit schaden können!

ÖLZIEHEN

Eine sehr wirkungsvolle Ausleitung von Giftstoffen und Bakterien bietet das Ölziehen. In Indien und Marokko wird es vor allem zur allgemeinen Krankheitsvorbeugung eingesetzt. Auch im Ayurveda spielt das Ölziehen eine wichtige Rolle und ist als Heilmethode und Krankheitsvorbeugung bekannt. Wer regelmäßig Öl zieht, wird seltener von Husten, Schnupfen und grippalen Infekten heimgesucht. Auch das Zahnfleisch wird dadurch gestrafft und beugt Blutungen vor.

- Nehmen Sie 1 EL Lein- oder Kokosöl in den Mund und spülen Sie das Öl im Mund hin und her. Ziehen Sie es zwischen den Zähnen hindurch und saugen Sie es an den Gaumen. Je größer die Druckunterschiede sind, die Sie aufbauen, desto besser. Ziehen Sie das Öl abwechselnd durch die oberen und unteren sowie die linken und rechten Zahnreihen.
- Natürlich können Sie zwischendurch kurze Pausen einlegen, nur bitte NICHT schlucken!
- Ist das Öl dünnflüssig wie Wasser und milchig, sind Sie fertig.
- Spucken Sie das Öl am besten in den Müll, denn es hat jetzt Sondermülleigenschaften.
- Spülen Sie nun den Mund und die Zahnzwischenräume mehrmals mit klarem, lauwarmem Wasser aus und putzen Sie sich anschließend die Zähne.

HORMONE

Hormone finden sich nicht nur in der Antibabypille, sondern auch in Milchprodukten, Fleisch, Wurst und auch im Wasser. Wir leben im Zeitalter der Östrogendominanz, nicht nur Frauen, sondern auch Männer sind betroffen. Doch wie kann das sein?

Kühe, die in Massentierhaltung gehalten werden, sind quasi dauerschwanger, um eine unnatürlich hohe Menge an Milch zu erzeugen. Daraus resultiert ein Anstieg des Östrogengehalts in der Kuhmilch und allen aus ihr hergestellten Produkten (siehe Seite 25–28). Gleichzeitig steigt die Zahl der Fälle von Unfruchtbarkeit bei jungen Paaren. Selbstverständlich kann dies mehrere Ursachen haben, jedoch spielt die Östrogendominanz dabei eine erhebliche Rolle.

Hormone steuern den Tag- und Nachtrhythmus, unseren Energielevel, den Appetit, den Blutdruck, die Funktion sämtlicher Organsysteme und natürlich unsere Stimmung. Unsere Hormone (zum Beispiel Östrogene, Testosteron und Schilddrüsenhormone) sollten sich dabei immer im Gleichgewicht befinden. Östrogen im Überfluss ist gefährlich! Das weibliche Hormon ist zuständig für die Bildung der Geschlechtsorgane von Frauen und letztlich für eine Schwangerschaft. Haben Sie einen natürlichen Zyklus, erhöht sich Ihr Östrogenspiegel in der Mitte des Zyklus, damit es zum Eisprung kommt. Wenn die Östrogenkonzentration dauerhaft zu hoch ist, kann es zu Störungen dieses Prozesses kommen, mit schwerwiegenden Folgen! Eine Östrogendominanz fördert Depressionen, kann Zystenbildung begünstigen, zu hohem Blutdruck führen und steht im Verdacht, ein Mitauslöser für Krebs zu sein.

Die Antibabypille: Schöne Haut, keine Regelschmerzen, sexuelle Freiheit – seit den 1960er-Jahren hat mindestens eine Generation Frauen die Pille nahezu bedenkenlos geschluckt. Und jetzt soll sie böse sein? An ganzheitlicher Medizin interessierte Gynäkologen berichten von Thrombosen, sexueller Unlust und Unfruchtbarkeit in Zusammenhang mit der Pille. Ich selbst beobachte seit vielen Jahren die Zunahme von Schilddrüsenunterfunktion und der damit einhergehenden Autoimmunerkrankung Hashimoto.

MYTHEN ODER FAKTEN?

Die meisten Pillen bestehen aus zwei synthetischen Hormonen, die den körpereigenen Hormonen Östrogen und Progesteron ähnlich sind und dadurch in den Hormonzyklus der Frau eingreifen. Genau wie eine Schwangerschaft kann die Pille den übergeordneten hormonellen Regelkreis im Gehirn ausschalten. Zum einen wird also verhindert, dass eine Eizelle heranreift und es zum Eisprung kommt. Zum anderen verändert sich der Schleim im Gebärmutterhals, sodass die Spermien nicht mehr in die Gebärmutter gelangen können, um dort ein Ei zu befruchten. Ein Doppelschutz vor einer Schwangerschaft sozusagen. Hinzu kommt, dass die Pille gegen Zwischenblutungen, Akne und Regelschmerzen häufig ganz gut hilft.

Doch die Einnahme der Pille geht offensichtlich mit größeren gesundheitlichen Risiken einher, als viele wahrhaben wollen. Sie sollten sich gut überlegen, ob Sie das in Kauf nehmen möchten. Letztlich ist es Ihre eigene Entscheidung, informieren Sie sich über Vor- und Nachteile und wägen Sie ab. Fakt ist, dass durch die Einnahme der Pille dem Körper eine dauerhafte Schwangerschaft vorgegaukelt wird. Die Einnahme von künstlichen Östrogenen und Gestagenen hat nachweislich einen immensen Einfluss auf den kompletten Hormonhaushalt und ist sicherlich mitverantwortlich für die Entstehung von bestimmten Krebsarten wie Brustkrebs und Eierstockkrebs. Häufige Nebenwirkungen der Antibabypille – und auch der Hormonspirale – sind außerdem:

- Akne
- Antriebslosigkeit, Angststörungen,
- Depression

MEIN RAT

Können Sie nicht abnehmen, haben oft extreme Stimmungsschwankungen und fühlen sich schlapp und niedergeschlagen? Dann lassen Sie Ihren Hormonspiegel testen.

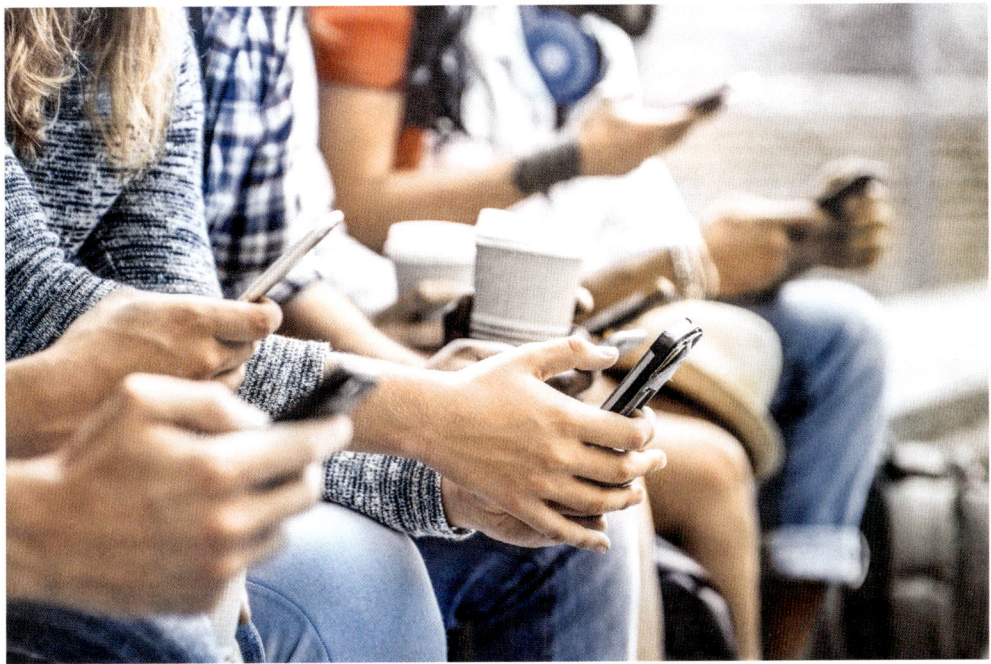

Das Smartphone gehört heute einfach dazu. Schalten Sie es trotzdem auch mal ab!

- Gewichtszunahme durch ständigen Appetit
- Migräne
- Morbus Hashimoto
- Schilddrüsenunterfunktion
- Schwangerschaftsstreifen
- Stimmungsveränderungen
- Verstopfung

Es gibt viele gut verträgliche Alternativen: Kondome, Diaphragma, Kupferspirale und natürliche Familienplanung (Temperaturme-thode, Schleimtest). Lassen Sie sich von Ihrer Frauenärztin oder Ihrem Frauenarzt beraten.

STRAHLUNG

Wir sind heute ununterbrochen elektromag-netischen Feldern ausgesetzt – ob WLAN, Babyphone oder Bluetooth. In Städten ist die Belastung besonders hoch. Eine Welt ohne diese Technologien können wir uns gar nicht mehr vorstellen. Doch sollten wir bedenken, dass es erst in den letzten 15 Jahren zu einer derart hohen Strahlungsbelastung gekom-men ist und wir die Langzeiteffekte noch nicht einschätzen können. Ich empfehle da-her, sich mit einfachen Methoden zu schüt-zen. Schaden kann es in keinem Fall!

Durch elektromagnetische Felder kann im Körper Spannung von mehreren Tausend Millivolt entstehen. Strahlung kann in ihn eindringen, das Erbgut verändern oder die Blut-Hirn-Schranke öffnen, sodass schädigende Stoffe in unsere Gehirne gelangen können. Dadurch kann die Gedächtnisleistung reduziert, das Demenzrisiko erhöht, das Immunsystem geschwächt, die Fruchtbarkeit geschädigt und das Krebsrisiko erhöht werden.

Achten Sie auf den SAR-Wert Ihrer Geräte: Der SAR-Wert gibt Auskunft über die Sendeleistung Ihres Telefons und wie hoch die damit verbundene Strahlenbelastung auf Ihren Körper ist. SAR steht für »Spezifische Absorptionsrate in Watt pro Kilogramm Körpergewebe«. Nicht nur Handys und Smartphones verfügen über einen solchen Wert, sondern auch WLAN-Router, Mikrowellen und die Sendemasten, die uns überall umgeben. Hier gilt: je niedriger, desto besser.

Mikrowellenstrahlung: Als der amerikanische Forscher Percy Spencer Magnetrone für Radaranlagen entwickelte (Hochfrequenztechnik), schmolz während eines Tests ein Schokoriegel in seiner Hosentasche – die Geburtsstunde der Mikrowelle. Er stellte fest, dass durch Mikrowellenstrahlung Nahrung erwärmt werden kann.

Heute steht in fast drei Viertel aller deutschen Haushalte solch ein Gerät. Nutzen und Anwendung sind vielseitig, der Gebrauch jedoch umstritten. Die Mikrowellenstrahlung ist eine starke, hochfrequente Strahlung und regt vor allem die Wassermoleküle zur Bewegung an, wodurch das Essen durch die Reibungsenergie und den entstehenden Dampf erwärmt wird. Durch das Metallgehäuse der Mikrowelle sollten die Strahlen im Gerät bleiben, dennoch können an der Oberfläche höhere Strahlungsintensitäten auftreten.

Ich bin davon überzeugt, dass Mikrowellenstrahlung die chemische Struktur der Lebensmittel verändern kann, dass krebserregende freie Radikale gebildet werden und dass das darin zubereitete Essen an wertvollen Inhaltsstoffen wie Antioxidanzien verliert.

Die Gesundheitsschädlichkeit von Mikrowellenstrahlung wird ausgesprochen kontrovers diskutiert. Ich persönlich möchte Ihnen dringend empfehlen, weitgehend darauf zu verzichten. Nicht nur weil trotz guter Abschirmung eine geringe Leckstrahlung auftritt, sondern weil die so erhitzte Nahrung ihren molekularen Zustand verändert, auf den der

SO MINIMIEREN SIE DIE STRAHLENDOSIS

Ich bin davon überzeugt, dass Strahlung tief in unseren Körper eindringen und sogar unser Erbgut verändern kann. Daher rate ich dringend dazu, dafür zu sorgen, dass Sie sich so wenig Strahlung wie nur irgend möglich aussetzen. Hier meine persönlichen Tipps, wie Sie Ihre Dosis reduzieren können.

SO VERMEIDEN SIE STRAHLUNG

- Das WLAN insbesondere im Schlafbereich nachts unbedingt ausschalten.
- Mobiltelefone haben im Schlafzimmer nichts zu suchen. Und falls es sich nicht vermeiden lässt: Flugmodus einschalten.
- Elektromagnetische Felder vom Schlafplatz fernhalten! Das gilt auch für Heizdecken. Benutzen Sie eine Wärmflasche!
- Nur in Ausnahmefällen direkt am Ohr telefonieren. Stattdessen die Freisprechfunktion nutzen oder Kopfhörer mit Luft-Tube verwenden, um die Strahlenquelle weiter vom Kopf wegzuhalten.
- Bluetooth nur anstellen, wenn es unbedingt notwendig ist.
- Umgebungs-Check: Wo stehen Mobilfunktürme und 3 G-Masten? Gegebenenfalls über eine Abschirmung nachdenken.
- Ihr Schlafplatz sollte möglichst strahlungsfrei sein. Hier kann ein Baubiologe helfen! Im Schlaf sinkt unser Selbstschutz auf etwa zehn Prozent, da der Körperfokus nach innen geht, um aufzuräumen und zu recyceln – das macht angreifbar von außen.
- Verwendung von Mobilgeräten mit einem niedrigen SAR-Wert (spezifische Absorptionsrate, höchstens $0{,}6 \times$ Körpergewicht).
- Denken Sie am besten erst gar nicht über die Notwendigkeit einer Mikrowelle nach. Frisch kochen ist die einzig wahre und absolut gesunde Alternative!
- Vielflieger aufgepasst: Höhenstrahlung beziehungsweise radioaktive Strahlen können langfristig ebenfalls einen Einfluss auf Ihre Gesundheit haben. Denken Sie bei kurzen Strecken auch ab und zu an Alternativen zum Fliegen. Nicht nur die Umwelt, sondern auch Ihr Körper wird es Ihnen danken.
- Verwenden Sie ein Mikrowellengerät nur in Ausnahmefällen, zum Beispiel wenn es extrem schnell gehen muss. Am besten Sie besitzen gar keins – wie wir.
- Bitte wegen möglicher Strukturveränderungen niemals Muttermilch in die Mikrowelle erwärmen.
- Frisch kochen ist definitiv besser und Sie bleiben gesundheitlich hundertprozentig auf der sicheren Seite.

Körper aufgrund fehlender genetischer Anpassung negativ reagieren kann.

GIFT IN UNSEREM ESSEN

Eigentlich soll uns das tägliche Essen »nähren«, also die Stoffe liefern, die unser Körper zum Erhalt von Gesundheit und Wohlbefinden braucht. Doch Tatsache ist, dass wir mit unserer Nahrung Substanzen aufnehmen, die dort nichts zu suchen haben oder, schlimmer noch, giftig für uns sind – und das oft, ohne dass wir es merken oder ahnen.

SCHWERMETALLE

Da Schwermetalle eine extrem hohe Halbwertzeit haben, bleibt die Belastung in unserem Körper meist ein Leben lang bestehen. In erster Linie werden sie im Gehirn, der Lunge, Leber und den Nieren abgelagert. Wir müssen sie also proaktiv selbst ausleiten, sonst bleiben sie im Körper und treiben dort ihr Unwesen! Erfahren Sie mehr über drei gefährliche Schwermetalle in unseren Körpern und was sie anrichten:

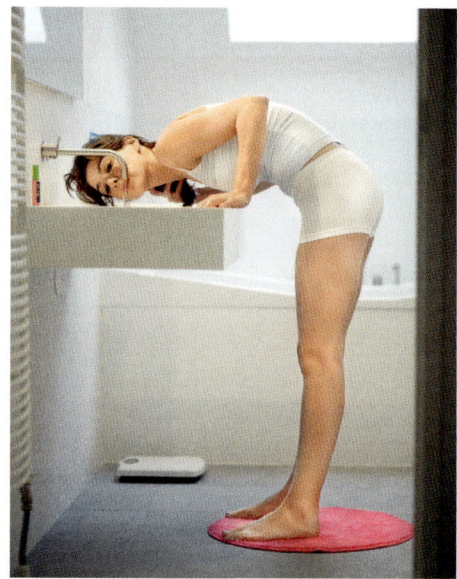

In alten Häusern gibt es manchmal noch Bleirohre, auch wenn das Bad top renoviert ist.

- **Cadmium** kommt durch Müllverbrennung in die Luft und wird von uns über die Atmung, die Nahrung, durch Meeresfrüchte (Vorsicht bei nicht biologisch kontrollieren Algen) und gehärtete Fette, Zigarettenrauch und Kunststoffe aufgenommen. Mögliche Langzeitfolgen sind Krebs, Anämie und Osteoporose.

- **Blei** gelangt durch Benzinabgase in die Luft. Die Aufnahme erfolgt über die Atemluft und durch die Nahrung (etwa Muscheln). Bei alten Wasserrohren aus Blei ist auch das Trinkwasser belastet. Mögliche Folgen sind Nervenschäden, Blutarmut und eingeschränkte Fruchtbarkeit. Besonders bei Kindern kann man einen verminderten IQ und Ruhelosigkeit beobachten.
- **Quecksilber:** Das Schwermetall durchdringt die Blut-Hirn- und Plazentaschranke! Die Aufnahme im Körper erfolgt besonders häufig über Zahnamalgam, Thunfisch und durch möglicherweise quecksilberhaltige

> Nutzen Sie vermehrt natürliche »Chelatbilder« wie Koriander, Knoblauch und Algen zum Ausleiten von Schwermetallen aus kontrolliert biologischem Anbau.

Impfstoffe. Mögliche Folgen sind Nervenschäden, Hormonstörungen, chronische Infekte und Atemwegserkrankungen bis hin zu Alzheimer und Demenz

Schwermetall-Tracker: Leiden Sie an chronischer Müdigkeit, Kopfschmerzen, Konzentrationsstörungen, Depressionen, Schlafstörungen, extremer Gereiztheit, Schwindel, Haarausfall, Benommenheit, Taubheit an verschiedenen Körperteilen oder Sehstörungen? All diese Symptome können ein Indiz für eine Schwermetallbelastung im Körper sein. Schwermetalle kann man durch eine Blutuntersuchung ganz einfach nachweisen, verschaffen Sie sich Klarheit über Ihre individuelle Belastung und nehmen Sie gegebenenfalls eine Ausleitung in Angriff!

E-NUMMERN

Hinter E-Nummern verbergen sich Lebensmittelzusatzstoffe, die in der EU zugelassen sind. Früher nannte man sie Fremdstoffe. Bis 1993 waren in Deutschland nur 265 E-Nummern zugelassen, inzwischen sind es in der EU 316, Anzahl steigend. Lebensmittelzusatzstoffe machen haltbar, verbessern die Konsistenz, die Optik und den Geschmack von Lebensmitteln. Die Kehrseite ist, sie können Allergien und Krankheiten wie Asthma, Neurodermitis und Alzheimer auslösen, und einige stehen im Verdacht, Krebs zu begünstigen. Warum? Wahrscheinlich, weil wir genetisch nicht an sie angepasst sind, ebenso wie an den E-Smog.

Aber nicht alle E-Nummern sind schlecht, so sind Farbstoffe auf pflanzlicher Basis wie der rote Farbstoff aus Roter Bete (E 162) oder natürliche Verdickungsmittel wie Johannisbrotkernmehl (E 410) unbedenklich.

Vorsicht vor Glutamat! Stehen »Aromastoffe« und »Geschmacksverstärker« auf der Verpackung, steckt häufig die Aminosäureverbindung Glutamat (E 620–E 625) dahinter, die oft Kopfschmerzen verursacht. Neurologisch betrachtet handelt es sich bei Glutamat um eine Art Rauschgift. Es macht zwar nicht »high«, erzeugt aber »Appetit«, da Glutamat unser Stammhirn beeinflussen kann, das neben den elementaren Körperfunktionen auch unsere Gefühle und den Hunger steuert. Glutamat kann also süchtig machen. Es wird über die Schleimhäute ins Blut geschleust und von dort aus auf direktem Wege ins Gehirn transportiert.

No-Go Aluminium: Aluminium (E 173) ist für unseren Körper eigentlich harmlos, denn dieses Element wird für keinen einzigen Stoffwechselvorgang benötigt. Selbst wenn wir es aufnehmen, würde es normalerweise wieder ausgeschieden. Sobald Aluminium aber

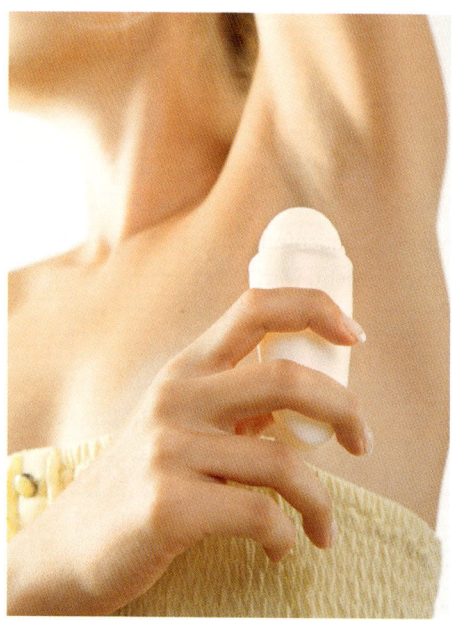
Benutzen Sie nur sanfte Deos ohne Alkohol und Aluminium. Vielleicht muss es auch nicht täglich sein?

- Keine Dosengetränke; Vorsicht auch bei Orangensaftgetränken in Alu-Tüten.
- Verbannen Sie Alufolien aus Ihrem Haushalt.
- Verwenden Sie nur Deos ohne Aluminium.
- Meiden Sie künstliche Zitronensäure.
- Reduzieren Sie generell Fertigprodukte und Softdrinks. Essen Sie mehr unverarbeitete Lebensmittel und kochen Sie selbst.
- Inhaltsstoffangaben auf der Packung überprüfen. Es gibt die schlaue App *aid E-Nummern-Finder* vom Bundeszentrum für Ernährung, die bedenkliche E-Nummern identifiziert.
- Kaufen Sie Bio! In Bio-Lebensmitteln sind deutlich weniger Inhaltsstoffe und gesundheitsbedenkliche E-Nummern enthalten.
- Kochen Sie selbst, dann wissen Sie immer, was auf den Tisch kommt.

durch Zitronensäure gebunden wird, ist sie toxisch. Die Verbindung kann die Blut-Hirn-Schranke überwinden und ins Gehirn gelangen. Die Zitronensäure wird abgebaut, und zurück bleibt das Aluminium. Aluminium wirkt dann hochgiftig auf die Nervenzellen und richtet verheerende Schäden an. Es ist kein Zufall, dass neurodegenerative Erkrankungen wie Parkinson, Multiple Sklerose (MS) oder Alzheimer mit Aluminium in Verbindung gebracht werden, aber auch Brustkrebs (durch aluminiumhaltige Deos). So entkommen Sie den gefährlichen E-Nummern:

TRANSFETTSÄUREN

Steht auf einem Etikett einer Lebensmittelverpackung »gehärtete Fette«, können Sie davon ausgehen, dass Transfettsäuren enthalten sind. Diese sind krebserregend und schädigen das Herz. Folgen bei einem übermäßigen Verzehr sind oft Erkrankungen wie Herzinfarkt, Schlaganfall, Diabetes, Übergewicht und Bluthochdruck. Transfettsäuren wirken negativ auf den Fettstoffwechsel: die Konzentration von LDL-Cholesterin im Blut steigt, was zu Ablagerungen, Verengungen oder sogar Verstopfung der Arterien führt, ähnlich wie beim Rauchen.

Gehärtete Fette finden Sie beispielsweise in Brotaufstrichen, Chips, Croissants, Donuts, Fertigkuchen, Keksen, Margarine, Milchprodukten, panierten Speisen, Pommes, Popcorn, Wurst und fast allen Fertiggerichten. Auch eine Akne kann vom übermäßigen Verzehr von Transfettsäuren herrühren.

VERSTECKTER ZUCKER ÜBERALL

Bis zum Ende des 18. Jahrhunderts war Zucker ein absolutes Luxusgut. Heute steckt er in fast jedem Lebensmittel und macht nicht nur dick und süchtig, sondern auch krank. Dank der Zuckerrübe, die auch in unserer Region angebaut wird, ein billiger Rohstoff, der Lebensmittel haltbarer macht und uns dazu verleitet, immer mehr zu essen.

Aber was macht denn Zucker so problematisch? Zunächst sorgt Zucker dafür, dass im Gehirn das Glückshormon Dopamin ausgeschüttet wird. Zucker macht also glücklich, auf die gleiche Weise wie eine Droge. Auf ein schnelles Hoch folgt das Verlangen nach mehr – leider mit erheblichen gesundheitlichen Folgen! Wir sprechen also von einem Gift, das in ganz vielen Nahrungsmitteln steckt und unsere Bevölkerung durch die Überdosierung sehr krank macht! Zucker begünstigt die Verfettung von Organen, ist einer der Auslöser für Typ-2-Diabetes und erhöht die Wahrscheinlichkeit einer Herzkreislauferkrankung drastisch! Saccharose, auch Kristall- oder Haushaltszucker genannt, besteht aus zwei Bausteinen: aus Glukose (Trau-

benzucker) und aus Fruktose (Fruchtzucker). Ein zu hoher Fruktosekonsum führt zur Fettansammlung in der Leber. Dadurch entsteht die weitverbreitete Fettleber! Dies wiederum führt zu einer höheren Insulinausschüttung. Dieses Zuviel muss verteilt werden. Es wird sichtbar als Bauchfett, aber auch insgesamt als Übergewicht, wird aber auch zu den Muskeln gebracht, die dann ebenfalls verfetten und insulinresistent werden. Als Antwort des Körpers erhöht die Bauchspeicheldrüse die Insulinproduktion, mit der Folge von Diabetes und zahlreichen daraus entstehenden Erkrankungen von Übergewicht zu Herzerkrankungen bis hin zu Krebs.

Verstehen Sie mich nicht falsch! Hier geht es entscheidend um die Dosis. Viele Menschen nehmen übertrieben viel Industriezucker zu sich, weil er in fast allen industriell verarbeite-

ZUCKER MACHT SÜCHTIG

Esssucht müsste eigentlich Zuckersucht heißen, und Diätprodukte sollte man Dickmacherprodukte nennen. Light-Produkte enthalten zwar weniger Fett, dafür aber mehr Zucker. Schauen Sie beim Einkauf genau hin und lassen Sie sich nicht blenden: In einem 450-Gramm-Glas Nutella stecken 83 Stück Würfelzucker! Und auch in vermeintlich gesunden Fertig-Smoothies sind bis zu 15 Stück Würfelzucker enthalten.

ten Lebensmitteln, Fruchtsäften und Soft-drinks in rauen Mengen steckt. In kürzester Zeit können wir mit nur einer Mahlzeit unseren Körper mit dermaßen hohen Konzentrationen an Zucker überschwemmen, dass er langfristig krank wird. Seien Sie sich dessen bewusst und lassen Sie das Glas Cola zur absoluten Ausnahme werden!

Keine Panik – eine Zuckersucht kann man abtrainieren! Ich empfehle ein dauerhaftes Zuckerfasten. Nach nur zwei Wochen fühlen Sie sich besser, Sie nehmen ab, und Ihre Geschmacksnerven verändern sich! Nach 30 Tagen fühlen Sie sich fitter, und Ihre Laune wird besser! Lassen Sie sich nicht von Kopfschmerzen und schlechter Laune davon abbringen

weiterzumachen – es lohnt sich, schließlich fühlt es sich an wie ein Entzug.

Natürlich gibt es Ausnahmen! Versuchen Sie diese so selten wie möglich zu machen, denn je weniger Zucker, desto besser!

Zuckeralternativen: Jeder Mensch braucht ab und zu »Nervennahrung«. Neben gesunden Nüssen ist dunkle Schokolade mit einem Kakaoanteil über 80 Prozent meine Geheimwaffe! Sie enthält nicht nur wenig Zucker (im Vergleich zu Milchschokolade, die mit 50 Prozent zu Buche schlägt, nur etwa fünf bis zehn Prozent), sondern hat ganz nebenbei sogar positive Eigenschaften: Sie enthält bioaktive Stoffe, sogenannte Flavonoide, die den Blutdruck senken und die Gefäße entspannen.

SO SORGEN SIE FÜR WENIGER ZUCKER IM ALLTAG

- Beenden Sie Mahlzeiten nur zu besonderen Gelegenheiten mit einem Dessert!
- Zucker versteckt sich überall: in Brot, Getränken, Fertigprodukten, Müslis, Säften und sogar in Wurstwaren.
- Softdrinks gehen gar nicht!
- Light-Produkte sind KEINE Alternative, denn sie stecken voller Süß- und E-Stoffe.
- Lassen Sie den Zucker im Kaffee weg. Nehmen Sie stattdessen einen kleinen Schuss Kokos-Reisdrink oder genießen Sie ein kleines Stückchen dunkle Schokolade dazu.
- Vorsicht mit Fruchtsäften. Essen Sie lieber festes Obst!

- Nicht zu viel Fruchtzucker essen! Wenn Sie ausschließlich süßes Obst konsumieren, ist das auch nicht gesund. Beeren sind die beste Alternative.
- Bewahren Sie zu Hause keine Süßigkeiten auf. Weg mit dem Vorrat in der Süßigkeiten-Schublade!
- Kuchen und Co. gibt es nur an Geburtstagen und zu besonderen Anlässen.
- Nothelfer unbändiger Lust nach was Süßem: frische Datteln oder Feigen, dunkle Schokolade und frische Beeren
- Alternativen zu Kristallzucker sind Kokosblütenzucker, Stevia und Birkenzucker.

ZU VIEL SALZ MACHT KRANK

Kochsalz ist eine Verbindung zwischen Natrium und Chlor, also Natriumchlorid. Beide Mineralien sind in geringen Mengen lebenswichtig für den Körper, doch leider nehmen wir alle zu viel Natrium in Form von Kochsalz zu uns. Zahlreiche Studien konnten belegen, dass eine verringerte Salzaufnahme die Häufigkeit von koronaren Herzerkrankungen drastisch senkt. Der Konsum von nur zehn Gramm Kochsalz pro Tag verdoppelt das Risiko, an Bluthochdruck zu erkranken und einen Schlaganfall oder Herzinfarkt zu erleiden.

STATT ZU SALZEN

Ein guter Salzersatz sind Gewürzmischungen (natürlich ohne Salz) und frische sowie getrocknete Kräuter! Probieren Sie Ihr Essen, bevor Sie gleich wild drauflossalzen.
Wenn Salz, dann nicht raffiniertes Meersalz – natürlich in Bioqualität!

KUH- UND TIERMILCH

Abgesehen davon, dass Tiermilch für Tierbabys konzipiert ist, wird sie bei der Verarbeitung drastisch verändert. Durch industrielle Behandlungsprozesse, die auf Effizienzmaximierung angelegte Zucht, Fütterung mit Zusatzstoffen und die artfremde Haltung hat sie mit ihrem natürlichen Zustand nicht mehr viel zu tun. Das Problem ist nicht ab und an der leckere Cappuccino oder die Kugel Eis – wobei es hier auch leckere pflanzliche Alternativen gibt. Problematisch ist der Überkonsum: Mehrmals täglich Tiermilchprodukte aufzunehmen, ist ungesund für den menschlichen Organismus, ja sogar hochgradig schädigend. Dazu kommt, dass Tiermilch eine zu hohe Menge an Wachstumshormonen enthält. Auch hier macht die Dosis das Gift. Sicherlich kennen Sie den Spruch: »Milch macht müde Männer munter!« Eigentlich müsste es aber heißen: »Milch macht muntere Männer müde!« Tatsächlich wundere ich mich schon lange, warum Milch in Deutschland immer noch als gesundes Lebensmittel eingestuft wird. In Kanada beispielsweise wird die Präsenz von Milch in der Lebensmittelpyramide schon lange diskutiert – und soll daraus entfernt werden.

Gleich drei natürliche Hauptbestandteile in der Milch – das Milchfett, das Milcheiweiß und der Milchzucker – sind problematisch:

- **Milchfett** treibt den Cholesterinspiegel in die Höhe und trägt maßgeblich zur Entstehung von Übergewicht und Arteriosklerose bei. Außerdem transportiert es erhebliche Mengen an Hormonen und speichert Giftstoffe aus dem Futter der Kühe und der Umwelt, die von unserem Organismus aufgenommen werden.
- **Milcheiweiß** (tierische Proteine) verursacht eine Übereiweißung des Körpers, was den Kalziumhaushalt irritiert und sich in chroni-

schen Krankheiten wie Osteoporose äußern kann. Milcheiweiß belastet unser Immunsystem stark! Bestimmte Eiweißverbindungen in der Milch rufen erhebliche Entzündungen, Säurebildung und Nahrungsmittelunverträglichkeiten hervor.

- **Milchzucker:** Den meisten Erwachsenen fehlt das Enzym Laktase, das den Milchzucker Laktose verdauen kann. Eine Unverträglichkeit bringt man meist mit der weitverbreiteten Laktoseintoleranz in Verbindung, weitaus schädlicher für den Körper ist jedoch das aggressive Spaltungsprodukt Galaktose, auch Schleimzucker genannt: Es wird vermutet, dass dieser Einfachzucker in größeren Mengen Unfruchtbarkeit, bösartige Tumorerkrankungen an den Eierstöcken und Hodenkrebs verursacht. Er führt zu Entzündungen und oxidativem Stress im Organismus. Auf der Zellebene kann Galaktose sogar das rapide Fortschreiten von Alterungsprozessen in Gang setzen – also das Leben verkürzen!

Die Inhaltsstoffe der Milch haben entzündungsfördernde Eigenschaften. Diese und die zusätzlich in ihr enthaltenen Hormone sind mitverantwortlich für die Entstehung folgender Krankheiten und Unverträglichkeiten, die sich vor allem bei Menschen mit hohem Milchkonsum häufen:

- Häufig auftretende Erkältungskrankheiten, Atemwegsinfektionen, Asthma, Akne, Autoimmunerkrankungen, entzündliche Darmkrankheiten, Mittelohrentzündungen, Neurodermitis, Typ-2-Diabetes, unterschiedlichste Allergien … die Liste ist lang!
- Nicht zuletzt fördern die Hormone in der Milch das Wachstum von Krebszellen. Zahlreiche Studien belegen, dass Tiermilch unsere Gene beeinflusst und zu Zellveränderungen beiträgt, die sich besonders in Form von Brust-, Prostata- und Dickdarmkrebs zeigen. Außerdem aktiviert Milch unsere Wachstumshormone, was zu Übergewicht, Fettstoffwechselstörungen, Akne,

MILCHKONSUM UND ETHIK

Denken Sie beim Thema Milch auch an das traurige Leben der Hochleistungsmilchkühe. Die ethischen Bedenken sollte man nicht ignorieren. Für die überzüchteten Tiere ist das Streben nach Effizienz und maximaler Milchleistung eine extrem hohe Belastung, der ihren Körpern das Äußerste abverlangt. Das Leben einer Hochleistungskuh besteht aus einem qualvollen Kreislauf aus Dauerschwangerschaft, nicht artgerechten Haltungsbedingungen, hoher Anfälligkeit für schmerzhafte Erkrankungen und dem Zwang, unter diesen Bedingungen trotzdem immer mehr Milch geben zu müssen. Können sie diesen Dauerbelastungen nicht standhalten, wartet am Ende der Verwertungskette das viel zu frühe Schlachthaus.

KEINE MILCH – PROBIEREN SIE ES EINFACH MAL AUS!

Wenn Sie an Akne leiden, oft Erkältungen, Entzündungen und Schleimbildung im HNO-Bereich haben oder an Asthma oder Atemwegserkrankungen leiden, stoppen Sie den Konsum von Tiermilchprodukten und beobachten Sie, was mit den Entzündungen und der Häufigkeit der Infekte passiert. Manchmal kann es ganz einfach sein …

Typ-2-Diabetes und damit zu entzündlichen Erkrankungen führt.

• Akute Symptome einer Milchunverträglichkeit sind Blähungen, chronischer Durchfall, schwere Krämpfe und starke Schmerzen im Unterleib.

KÄSE

Auch ich mag den Geschmack von Käse – einem der Lieblingsnahrungsmittel der Deutschen – und konnte früher gar nicht genug von ihm bekommen, obwohl ich pure Milch verabscheue. Wie gut, dass es mittlerweile richtig gute »Käsealternativen« auf Mandel- oder Cashew-Basis gibt. Das Problem bei Tiermilchkäse jedoch ist: Käse besteht zu 60 bis 70 Prozent aus Fett, enthält sehr viel Salz, große Mengen an Hormonen und Cholesterin – und er macht in der Masse nicht nur krank, sondern auch richtiggehend süchtig.

Ich erkläre Ihnen gerne, warum: Das im Käse enthaltene Eiweiß Kasein wird nicht nur in Aminosäuren für den Aufbau der Muskeln und des Immunsystems aufgespalten, sondern zum Teil zu Casomorphinen umgewandelt. Casomorphine zählen zu den Opiaten und Heroinen, die bekanntlich süchtig machen. Natürlich ist die Schädlichkeit nicht ansatzweise mit Drogen zu vergleichen, dennoch macht der Stoff Lust auf mehr! Vor allem, wenn man bedenkt, dass Käse aus Tiermilch hergestellt wird. Eins müssen Sie sich klarmachen: Milch ist immer sehr nahrhafte Muttermilch! Und da etwa ein Kalb wesentlich größer ist als ein Menschenbaby, ist nicht nur die Fett- und Hormonkonzentration entsprechend höher, sondern auch die Menge an Casomorphinen.

Milch und Milchprodukte sollten nach Möglichkeit völlig von Ihrem Ernährungsplan gestrichen werden. Die häufigsten Krebsarten werden nachweislich mit dem Auftreten von

MEIN TIPP

Stufen Sie Käse als reines Genussmittel mit durchaus ungesunden Eigenschaften ein, ähnlich wie Alkohol oder Fleisch! Gegen ein Stück Käse, ab und zu, ist nichts einzuwenden – wenn man es nich lassen kann. Auch hier macht die Dosis das Gift. Belassen Sie es bei der Ausnahme und bevorzugen Sie die vegane Variante!

chronischen Entzündungsprozessen im Körper in Verbindung gebracht. Dazu kommt, dass in Milch eine zu hohe Menge von Wachstumshormonen enthalten ist. Milch ist eine Art Wachstumskonzentrat für Säuglinge, damit diese schnell groß und stark werden. Nach der Säuglingszeit wird dieser Booster nicht mehr benötigt, ganz im Gegenteil. Daher kann sich das Tumorwachstum enorm beschleunigen, wenn Krebspatienten Milchprodukte konsumieren. Das liegt vor allem an den enthaltenen Wachstumshormonen: Sie sorgen dafür, dass ein junges Kälbchen sehr schnell wächst. Beim Menschen kann die hohe Dosierung an Wachstumshormonen jedoch zu einem regelrechten Entarten von Zellen und zu Krebsgeschwüren führen. In dem Buch *China Study* wurde beispielsweise dargelegt, dass man das Krebswachstum an- und abschalten kann: durch den Konsum von Milchprodukten AN und den Verzicht AB. Ich empfehle ALLEN meinen Patienten, Milchprodukte komplett zu vermeiden. Probieren Sie es doch auch mal aus. Was haben Sie zu verlieren? Besser gesagt, Sie können nur gewinnen, nämlich Gesundheit!

GLUTEN UND WEIZENPRODUKTE

Tatsache ist: Etwa 0,7 bis 1,5 Prozent der Bevölkerung hierzulande leiden unter **Zöliakie**, einer schweren Krankheit, bei der eine Immunreaktion auf Gluten im Dünndarm dazu führt, dass Nährstoffe nicht mehr aufgenommen werden können und der Darm sich entzündet. Für die Betroffenen ist eine glutenfreie Ernährung überlebenswichtig.

Dem gegenüber steht ein neuer Trend, die **Glutensensitivität** oder **Glutenunverträglichkeit**. In jedem Supermarkt gibt es ganze Regalfluchten voller glutenfreier Produkte, und gefühlt jeder Vierte behauptet, an einer solchen Unverträglichkeit zu leiden. Doch ist es tatsächlich Gluten, was so viele Menschen nicht vertragen? Ich habe da eine ganz eigene Theorie:

Das Problem hat seine Ursache, wie ich vermute, in der drastischen Veränderung des Bäckereihandwerks. Die meisten Brot- und Backwaren werden heute nämlich ausschließlich industriell hergestellt. Im Unterschied zur traditionellen Zubereitung verkürzt sich dabei die sogenannte Teigführung auf maximal eine halbe Stunde. Früher – und in vielen traditionsbewussten Bäckereien auch heute noch – ruhten Vorteig und Teig noch ganze Tage. Während der wichtigen Ruhephase entwickeln sich nicht nur die Aromen, sie macht das Brot vor allem bekömmlicher. Sie fragen sich, warum das so ist? Die gärende Hefe ernährt sich von unterschiedlichen Zuckerarten, die im Weizenmehl stecken. Lässt man ihr genug Zeit, verdaut sie den Teig sozusagen vor, auch Zuckerarten, die sogenannten FODMAPs, die im Verdacht stehen, die Darmbeschwerden zu verursachen, sind dann nahezu verschwunden. Bei kurzer Teigführung dagegen sind sie im fertigen Brot, in Brötchen oder Pizzateig immer noch enthalten.

Eine andere Theorie ist, dass alte Getreidesorten von unserem Körper viel besser vertragen werden als neu gezüchtete Sorten. Das bestätigen auch die Erfahrungsberichte und Lebensmitteltests meiner Patienten. Bei den typischen **Reizdarmbeschwerden** empfehle ich meinen Patienten eine zwölfwöchige Kur mit Intervallfasten (siehe Seite 33) und grünen Smoothies. Etwa 90 Prozent meiner Patienten, die das ausprobiert haben, fühlen sich schon nach zwei bis drei Wochen wie neu geboren und führen die Nahrungsumstellung weiter fort.

Ein schöner Nebeneffekt: Nach einem Detox von Weizen steht dem gelegentlichen Genuss einer leckeren Pizza mit Weizenmehlboden nichts mehr im Wege. Und wieder bestätigt die Ausnahme die Regel: Es ist die Dosis, die das Gift macht.

Hier noch ein paar Tipps, wenn Sie glutenfrei essen wollen oder müssen:

- Bei den nur vermeintlich gesunden Ersatzprodukten sollten Sie sich bitte unbedingt die Zutatenlisten und Inhaltsstoffe ansehen: Eine einfache Regel lautet hier: Verzehren Sie nichts, was Sie nicht auch aussprechen können.
- Achten Sie beim Einkauf auf versteckte Zucker und E-Nummern, hinter denen sich Stabilisatoren, Farbstoffe, Antioxidationsmittel und Konservierungsstoffe verbergen.
- Garantiert gluten- und weizenfrei, auch ohne »Ohne Gluten«-Aufkleber sind: Reis, Mais, Hirse, Quinoa, Amaranth, auch glutenfreier Hafer und Kartoffeln. Zum Backen gibt es Reismehl, Hirseflocken, Buchweizen und Kokosmehl. Nach meiner Erfahrung sorgt eine Mischung aus unterschiedlichen Mehlen und Nüssen für die beste Konsistenz des Teigs.
- Viele Ersatzprodukte bestehen aus Linsen oder Kichererbsen (zum Beispiel Pasta).
- Zum Binden von Saucen und Suppen verwenden Sie Johannisbrotkernmehl, Kartoffel- oder Maisstärke, Chia und Leinsamen sind ebenfalls hervorragend geeignet.
- Lecker in Müslis und Co. schmecken beispielsweise Sojaflocken.

FAZIT

Am besten Sie gewöhnen sich industriell hergestellte Speisen weitgehend ab. Zu viele machen krank! Das gilt natürlich auch für Fleisch, vor allem rotes, Wurstwaren und Milchprodukte (siehe Seite 40 f. über Fleisch und Proteine). Wenn Sie nicht davon lassen können: beschränken Sie den Genuss auf besondere Anlässe. Auch vegane Ersatzprodukte sind Industrie-Food! Milchprodukte können easy ersetzt werden durch Pflanzenmilch, Kokos- und Soja-Joghurt und pflanzlichen Butterersatz und veganen Käse. Vorsicht mit Käse! Achten Sie beim Einkauf auf E-Nummern und versteckte Zucker! Seien Sie sich der Gefahr von Strahlung bewusst und achten Sie auf Ihre Zahngesundheit. Bevorzugen Sie Frischkost und natürliches, echtes Essen!

ANNA LAURA KUMMER

Zu Beginn meiner Ausbildung zur Ernährungstrainerin wurden wir gefragt: »Welche Krankheit hat nichts mit Ernährung zu tun?« Nach vielen falschen Antworten war klar: »Es gibt nicht eine Krankheit, die nichts mit Ernährung zu tun hat. Das, was wir unserem Körper täglich zuführen, macht sich in der Gesundheit bemerkbar.« Sobald man verstanden hat, dass man die Zügel selbst in den Händen hält, fällt einem die Entscheidung zwischen gesunder pflanzlicher Kost und ungesundem Essen ganz leicht. Täglich gebe ich meinem Körper das, was er braucht: Vitamine, Mineralstoffe, Ballaststoffe und Makronährstoffe – größtenteils biologisch und immer pflanzlich, also vegan.

Ich möchte gesund alt werden, die Umwelt schonen und keinem Tier schaden. Denn zwischen meinem süßen Vierbeiner, der abends auf dem Sofa mit mir kuschelt, und den Tieren im Stall sehe ich keinen Unterschied. Eine ausgewogene pflanzliche Ernährung macht das möglich.

Seit ich mich vegan ernähre, geht es mir so gut wie noch nie. Ich bereite mein Essen selbst zu und achte darauf, woher meine Lebensmittel kommen. Jeden Tag gebe ich meinem Körper Energie in Form von Pflanzen, die außerdem reich an Antioxidanzien und sekundären Nährstoffen sind.

Auf meinem Blog, über YouTube und Instagram berichte ich von meinem Leben und versuche, meinen Followern pflanzliche Ernährung schmackhaft zu machen. So habe ich Petra kennengelernt. Schnell war klar, dass wir zusammenarbeiten wollten. So entstand über die berufliche Beziehung hinaus eine Freundschaft. Petra und ihr Team leisten seit Jahren Pionierarbeit im Bereich Prävention. Sie propagieren das Intervallfasten, klären über Ernährungsmythen auf und haben viele Menschen von ihren Schmerzen befreit.

- Blog: www.annalaurakummer.com
- Instagram: @annalaurakummer
- YouTube: youtube.com/annalaurakummer

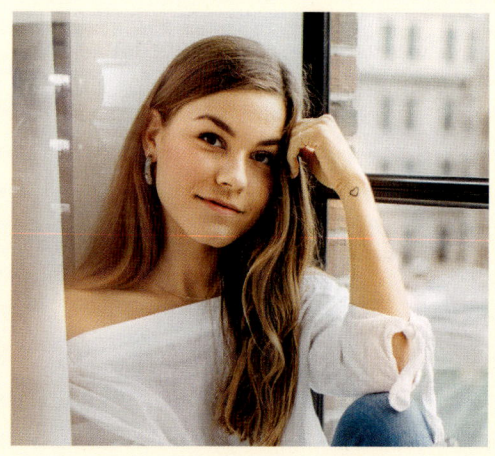

DIE GESUNDMACHER

Nachdem Sie auf den vorausgegangenen Seiten das Wichtigste über krank machendes Essen erfahren haben, wenden wir uns den gesund machenden Lebensmitteln zu. Sie wissen nun, welche Inhaltsstoffe und Nahrungsmittel Sie reduzieren oder meiden sollten. Ob ein Mensch gesund, schlank und glücklich ist, vor Energie sprüht und Lebenslust ausstrahlt, ist vom Input der drei Elemente Ernährung, Bewegung und Achtsamkeit abhängig. Wer sich gesund ernährt, hat also schon ein Drittel seiner Hausaufgaben gemacht. Wenden wir uns nun den Lebensmitteln und Inhaltsstoffen zu, die unseren Organismus gesund und leistungsfähig machen.

Essen ist lebensnotwendig

Jede unserer 100 Billionen Zellen, jeder Organismus, jedes Organsystem, jede Drüse und jeder Muskel und Ablauf in unserem Körper benötigt Energie, um überlebenswichtige Stoffe zu produzieren, zu transportieren und um Prozesse aufrechtzuerhalten. Durch Nährstoffe, die wir über die Nahrung zu uns nehmen, kann der Körper die notwendige Energie dafür bilden. Nährstoffe sind Substanzen, die die Basis für Wachstum und den Erhalt des Lebens darstellen. Man unterscheidet Makronährstoffe – Kohlenhydrate, Fette und Eiweiße – und Mikronährstoffe – Vitamine, Mineralstoffe und sekundäre Pflanzenstoffe. Wir Menschen sind heterotrophe Organismen, das bedeutet, wir sind auf die externe Aufnahme energiereicher, organischer Verbindungen angewiesen, um körpereigene Substanzen herzustellen. Nährstoffe müssen wir uns also von außen zuführen, während autotrophe, selbst-ernährende Organismen, wie beispielsweise Pflanzen, die die Energie der Sonne nutzen können und mithilfe der Photosynthese in ihrem Innern selbst organische Substanzen herstellen.

DER INNERE ARZT

Der beste Arzt der Welt ist rund um die Uhr im Einsatz und wirkt von Natur aus in jedem von uns. Er repariert, recycelt, heilt und ist somit die mächtigste Gesundungskraft in unserem Körper. Er lässt Wunden heilen, schützt uns vor Infekten und erneuert alles, was nötig ist. Damit er richtig arbeiten kann, müssen Sie ihm helfen. Doch leider verstehen viele Menschen nicht, dass sie die Voraussetzungen dafür schaffen müssen, damit er bestmöglich heilen kann. Bewegen wir uns zu wenig, fehlen wichtige Nähr- und Reparaturstoffe, sind die Transportwege zur Zellversorgung und Abfallentsorgung wegen Vermüllung eingeschränkt, wird er zunehmend machtlos. Machen Sie sich bewusst, dass jede Heilung eine Selbstheilung ist. Niemand anderer kann sie gesund machen – das können nur Sie selbst. Auch ich kann meinen Patienten lediglich erklären, was sie verändern sollten, sie beraten und auf ihrem Weg des Selbstheilungsprozesses begleiten. Am Ende liegt die Umsetzung aber in ihrer Hand.

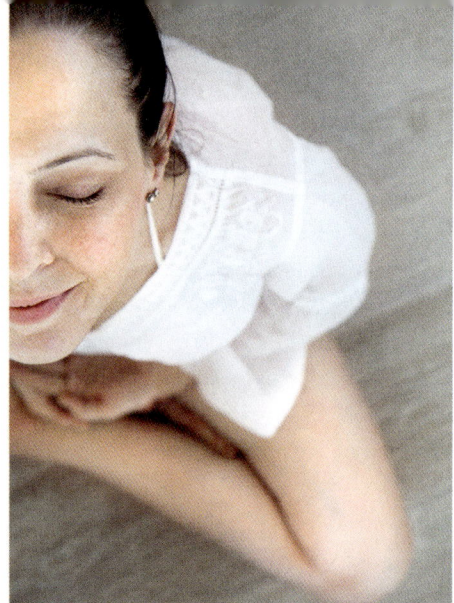

Hören Sie auf Ihren inneren Arzt und nehmen Sie ihn ernst. Er ist immer auf Ihrer Seite.

Seien Sie also offen für eine Veränderung, nehmen Sie die Hintergründe und Zusammenhänge ernst und lernen Sie die Sprache Ihres inneren Arztes wieder zu verstehen. Dieser Prozess hat auch viel mit Bewusstsein und Ihrer persönlichen Bindung zu sich selbst zu tun. Doch lassen Sie uns zunächst mit den Hintergründen beginnen. Über die Themen Bewusstsein und Selbstliebe erfahren Sie ab Seite 64 mehr.

DETOX

Es gibt keine Schlacken im Körper, wie wir sie etwa aus der Verbrennung von Steinkohle kennen – als harte dunkle Masse. Deshalb sorgt dieser Begriff für kontroverse Diskussio-

nen. Aber selbstverständlich gibt es Rückstände, die der Körper nicht ausscheidet, weil er vor lauter Arbeit nicht nachkommt oder sie nicht ausscheiden kann. Diese Rückstände finden sich sowohl in den Zwischenzellräumen als auch in den Zellen und machen es dem inneren Arzt immer schwerer, seine Arbeit bestmöglich zu tun. Denn ab einer bestimmten Menge von Müll braucht er die Unterstützung von seinem Chef – sprich dem jeweiligen Menschen, in dem er wohnt. Unsere Zellen sind intelligent – sie würden sich gerne schädlicher Stoffe entledigen, brauchen dazu allerdings bestimmte Voraussetzungen, damit das auch klappen kann. Diesen Selbstentgiftungs- und Wiederverwertungsmechanismus nennt man Autophagie. Für deren Erforschung hat der Japaner Yoshinori Õsumi 2016 den Nobelpreis für Medizin bekommen. Autophagie beschreibt verschiedene miteinander verbundene Prozesse im Körper, mit einer gemeinsamen positiven Wirkung: Abfallprodukte der Zellen, alte oder beschädigte Teile werden wie in einer Art Schreddermaschine zerhäckselt. Das Besondere ist nun, dass unser schlauer Körper bestimmte Teile wiederverwertet, also recycelt. Ohne diesen Prozess würden unsere Zellen nicht überleben. Dieser Prozess wird allerdings von Insulin stark gehemmt. Das bedeutet: Wer ständig zwischendurch isst oder snackt, unterbindet diesen körpereigenen Entgiftungsprozess. Was also hilft? Richtig, eine Weile nichts essen – also Fasten.

INTERVALLFASTEN

Womit wir beim Thema Intervallfasten wären. Über einen längeren Zeitraum nichts zu essen, können sich viele Menschen erst mal nicht vorstellen. Vielleicht gehören Sie auch dazu? Doch keine Angst, es ist wirklich keine Qual. Der Körper braucht höchstens eine Woche für die Umstellung auf längere Essenspausen. Im Vergleich zu Fastenkuren, in denen Sie teilweise wochenlang nichts essen dürfen, ist Intervallfasten sogar viel wirksamer und nachhaltiger, denn eine komplette Fastenwoche bringt herzlich wenig, wenn Sie den Rest des Jahres ungesund weiteressen. Stattdessen empfehle ich dringend, im Tagesverlauf längere Essenspausen einzubauen und Snacks zwischendurch zu vermeiden. Das regt im ersten kleinen Schritt die Zellen dazu an, unseren Körper zu »entrümpeln«. Der zweite Schritt ist dann das Fasten im Intervall von 16/8, das bedeutet: 16 Stunden nichts essen, in den darauffolgenden acht Stunden darf dann ganz normal gegessen werden. Das fällt tatsächlich ganz leicht, wenn Sie über Nacht fasten! Essen Sie also beispielsweise abends um 19 Uhr die letzte Mahlzeit und verzichten Sie anschließend bis zum nächsten Vormittag um 11 Uhr aufs Essen, dann haben Sie es schon geschafft. Trauen Sie sich, denn der Detox-Effekt ist garantiert! Wenn Sie nachhaltig entgiften wollen, Ihre Zellen zum Aufräumen bringen und den Abtransport von Giftstoffen unterstützen wollen, dann ist Intervallfasten die beste Methode.

BUCHTIPP

Sie wollen mehr Hintergrundwissen und Zusammenhänge zum Thema Intervallfasten? Kein Problem, ich habe ein ganzes Buch darübergeschrieben: *Intervallfasten für ein langes Leben – schlank und gesund*

Nahrung als Medizin

»Lass die Nahrung deine Medizin sein und Medizin deine Nahrung.« Dieser über 2000 Jahre alte Satz des Hippokrates von Kos hat bis heute Gültigkeit und wird von der forschenden Wissenschaft bestätigt. Durch konsequent gesunde Ernährung können Sie die wunderbaren Wirkstoffe von pflanzlichen und natürlichen Lebensmitteln nutzen und Ihren Körper gesund erhalten oder gesund werden.

BASISCHE LEBENSMITTEL

Voraussetzung dafür, dass Sie sich wohlfühlen, weil Ihr Stoffwechsel und Ihre Regenerationsprozesse funktionieren, ist ein ausgeglichener Säure-Basen-Haushalt. Über die Nahrung und die Luft gelangen täglich sowohl saure als auch basische Stoffe in unseren Körper. Die Organe, der Darm, die Leber, die Nieren und die Haut verarbeiten die aufgenommenen Substanzen entsprechend weiter. Nährstoffe werden verarbeitet, Überflüssiges wird ausgeschieden, und ein Übermaß an Säuren im Körper wird entweder mithilfe von basischen Stoffen neutralisiert oder von den körpereigenen Entgiftungsorganen ausgeleitet. Bei einem gesunden Menschen ist das Verhältnis von Säuren und Basen den Bedürfnissen des Stoffwechselprozesses angepasst. Führen Sie Ihrem Körper jedoch zu viele säurebildende und zu wenig basische Stoffe zu, gerät der Säure-Basen-Haushalt aus dem Gleichgewicht. Die Folge: Die Entgiftungsorgane schaffen ihren Job nicht mehr, weshalb Endprodukte des Stoffwechsels, die eigentlich ausgeschieden werden sollten, in verschiedenen Körperregionen abgelagert werden – etwa im Bindegewebe, in den Gelenken und den Muskeln.

Dieser Überschuss an sauren Stoffwechselendprodukten ist auf die Ernährungsweise und zu wenig Bewegung zurückzuführen. Aber auch Stress kann das Säure-Basen-Gleichgewicht negativ beeinflussen.

Alle Fleischliebhaber werden jetzt höchstwahrscheinlich die Augen verdrehen, aber Fakt ist: Ein hoher Fleischkonsum übersäuert den Körper massiv, besonders, wenn noch dazu verhältnismäßig wenig antioxidatives, basisches Gemüse konsumiert wird. Tierisches Eiweiß enthält mehr schwefelhaltige Eiweiße als pflanzliches (siehe Seite 40–41), welche die Bildung von Säuren begünstigen. Zusätzlich führt eine hohe Aufnahme von tierischem Eiweiß dazu, dass Kalzium, Kalium und Magnesium vermehrt verbraucht und ausgeschieden werden.

Doch auch einige gesunde Nahrungsmittel stehen auf der sauren Seite: Hülsenfrüchte etwa sowie Vollkorn und Pseudogetreide. Jedoch handelt es sich hierbei um »gute« Säurebildner: Sie haben wesentlich weniger Säureanteil als tierische Nahrungsmittel. Hüten Sie sich auch vor fragwürdigen Protein-Diäten und Eiweißshakes. Ich sehe oft junge, sportliche Menschen, die bis zu dreimal täglich Fleisch konsumieren – am besten noch pur, ohne Gemüse oder Kartoffeln, um sich vor den bösen Kohlenhydraten zu schützen. Sie wissen nicht, was das für ihre Gesundheit bedeutet, geschweige denn, dass es sie auf Dauer krank machen wird.

Basische Lebensmittel: Gemüse ist basisch. Die meisten Obstsorten sind schwach bis mittel basisch. Stark basisch sind Bananen, dunkle Blattsalate (etwa Rucola), Blumenkohl, Zucchini, Rosinen, Johannis- und Heidelbeeren, Gurken, Karotten, rote Rüben, Sellerie, Spinat, Tomaten, Wirsing, Zitrusfrüchte.

Säurebildende Lebensmittel: Alkohol, Eier, Fisch, Fleisch, Milch und Milchprodukte, Softdrinks, Süßigkeiten, Weißmehlprodukte, Wurstwaren; leicht sauer sind Getreide und Hülsenfrüchte.

BASENBAD

Für ein 30–40-minütiges Vollbad 100 g Natron ins mindestens 38 Grad warme Badewasser geben. Mit 5–10 Tropfen ätherischem Rosen- oder Orangenöl kommt noch ein angenehmer Duft hinzu.

SÄURE-BASEN-BALANCE

Sauer ist nicht gleich sauer: Nur weil Lebensmittel sauer schmecken,
sind sie nicht zwangsläufig säurebildend. So wirken Zitronen und Sauerkraut im Körper
basisch, während Fleisch, Milchprodukte, Fisch und Süßigkeiten uns übersäuern.
Erfahren Sie hier, wie Sie für eine gute Säure-Basen-Balance sorgen können.

- Verzichten Sie weitgehend auf säurebildende Genussmittel wie Süßigkeiten, Softdrinks, Alkohol und Nikotin.
- Essen Sie, wenn überhaupt, wenig eiweißreiche, tierische Produkte.
- Minimieren Sie Weißmehlprodukte und ersetzen Sie diese durch Vollkornprodukte.
- Essen Sie statt Fleisch bevorzugt Hülsenfrüchte (zum Beispiel Erbsen, Busch- oder Stangenbohnen) und Naturreis.
- Erhöhen Sie den Konsum basenbildender Nahrungsmittel.
- Trinken Sie ausreichend Wasser ohne Kohlensäure; mindestens zwei Liter am Tag.
- Nehmen Sie alle zwei Wochen ein Basenbad (siehe Seite 47).
- Supplementieren Sie Basenstoffe, um zurück ins Gleichgewicht zu kommen.
- Faustregel: nur 20 Prozent säurebildende, aber 80 Prozent basische Lebensmittel.
- Achten Sie auf einen guten Mineralstoffhaushalt (siehe Seite 47). Kalium, Magnesium und Kalzium sind wichtige basische Elektrolyte. Sie haben großen Einfluss auf die Zellfunktion.
- Atmen Sie so tief ein und aus wie möglich, denn das ist die massivste Entsäuerung, die es gibt (siehe auch Seite 92–93).

In der Apotheke oder im Reformhaus gibt es pH-Teststreifen, mit denen Sie Ihren pH-Wert ermitteln können. Der pH-Wert wird auf einer Skala von 1 bis 14 dargestellt – unter 7 liegt er im sauren, über 7 im basischen Bereich. So testen Sie richtig:

- Messung: pH-Wert vor dem Frühstück
- Messung: etwa eine Stunde danach
- Messung: kurz vor dem Mittagessen
- Messung: eine Stunde danach
- Messung: vor dem Schlafengehen

Auswertung: Liegen die 1. und die 3. Messung im sauren, die 2. Messung im neutralen und die 4. und 5. Messung im basischen Bereich, dann ist Ihr Säure-Basen-Haushalt ausgewogen. Achtung: Die 1. Messung muss immer sauer sein! Liegen die Messungen 2, 4 und 5 im sauren Bereich, spiegelt das eine mögliche Übersäuerung wider.

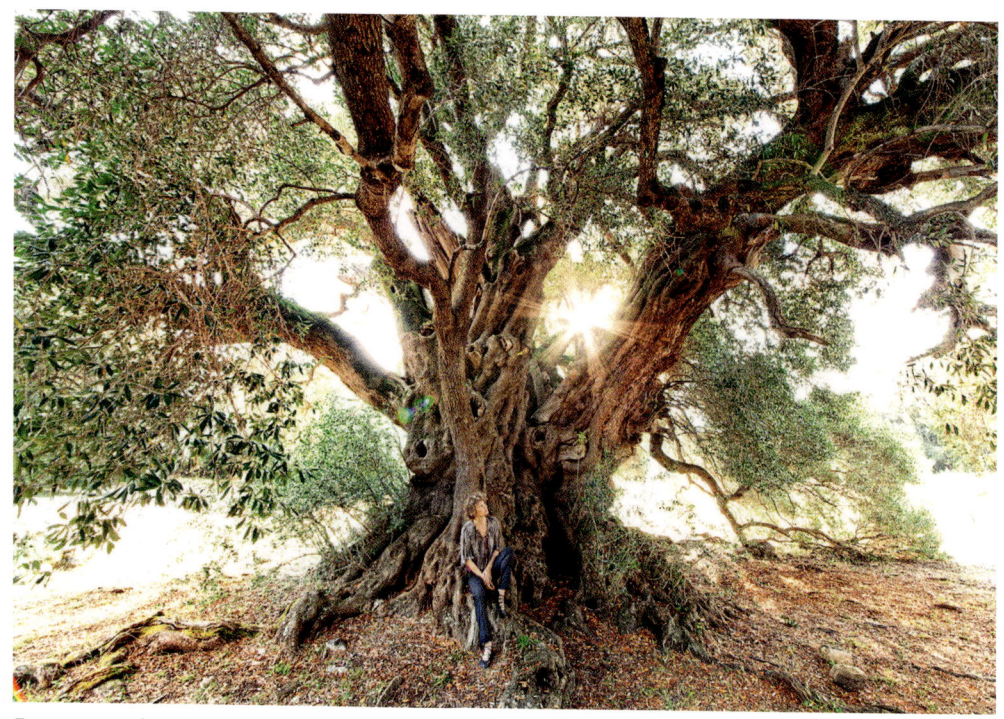

Extra natives Olivenöl enthält Oleocanthal und hat entzündungshemmende Wirkung.

OMEGA-3-FETTSÄUREN

Omega-3- und Omega-6-Fettsäuren kann unser Körper nicht selbst bilden. Wir müssen die mehrfach ungesättigten Fettsäuren also durch Nahrung zu uns nehmen. Sie sind Vorläufer von Botenstoffen, die in unserem Körper etwa für die Regulierung des Blutdrucks und für Entzündungsreaktionen verantwortlich sind. Während die Botenstoffe aus Omega-6-Fettsäuren Entzündungen unterstützen, wirken die Botenstoffe aus Omega-3-Fettsäuren entzündungsabbauend, denn Omega-6-

und Omega-3-Fettsäuren konkurrieren im Körper um die gleichen Stoffwechselwege. Unser Körper braucht also beide Fettsäuren in ausreichender Menge. Entscheidend ist dabei das Verhältnis! Das Problem: Unsere heutige Ernährungsweise versorgt uns mit deutlich mehr Omega-6 als Omega-3. Das reale Verhältnis in einer Zeit von Massentierhaltung und industrieller Nahrungsmittelproduktion liegt im Durchschnitt bei 20:1. Folgt man den Vorgaben der Natur, sollten Omega-6- zu Omega-3-Fettsäuren aber im

GESUNDE FETTE

Ersetzen Sie Omega-6-reiches Sonnenblumenöl durch Omega-3-reiches Lein- oder Rapsöl. Noch besser: Verwenden Sie wenig Öl. Bewahren Sie kaltgepresste Öle immer im Kühlschrank auf und verbrauchen Sie diese zügig, denn auch oxidierte Omega-3-Fettsäuren sind schädlich. Am besten, Sie essen die ölhaltigen Lebensmittel als Ganzes, also Oliven, Avocados, Nüsse oder frisch geschrotete Lein- und Chiasamen.

Verhältnis 1:1 aufgenommen werden. Das heißt: Erhöhen Sie die Zufuhr an Omega-3- und mindern Sie die Omega-6-Fettsäuren.

- **Omega-3-reiche Lebensmittel** sind Walnüsse, Leinöl und Öle aus Hanf, Walnusskernen und Raps sowie Chiasamen und fettreiche Meeresfische wie Hering, Lachs, Sardine oder Makrele,
- **Omega-6-reiche Lebensmittel** sind Fleisch, Wurst, Milchprodukte, Distelöl, Sonnenblumenöl und Sonnenblumenmargarine.

HDL-CHOLESTERIN

Was hat es mit dem Blutfett Cholesterin auf sich? Cholesterin bildet unser Körper selbst, mir müssen es ihm also nicht zuführen. Die meisten Menschen haben allerdings einen erhöhten Cholesterinwert, dessen Ursache der Konsum von tierischen Produkten ist. Zu viel schlechtes LDL-Cholesterin macht krank! Durch eine rein pflanzliche Ernährung verschwinden hohe Cholesterinwerte nach einigen Wochen wie von Zauberhand, und das gute HDL-Cholesterin hat freie Bahn. Cholesterin in den richtigen Mengen ist ein Baustein für die Bildung von Hormonen, Zellmembranen und zuständig für den Transport von fettlöslichen Vitaminen. Ohne Cholesterin könnten wir nicht leben. Es wird unter anderem in der Leber gebildet und ist ein wichtiger Bestandteil der Körperzellen. Cholesterin ist quasi die schützende Ummantelung der Zelle. Ohne diesen Schutzmantel würden die Zellen einfach zerfließen. Auch bei der Verdauung spielt Cholesterin eine wichtige Rolle, denn aus ihm stellt unser Körper Gallensäure her. Es kommt auf das Verhältnis von HDL- und LDL-Cholesterin an, messbar im Blut. Optimalerweise liegt der gemessene Quotient unter 2.

SCHON GEWUSST?

- Der zu hoher Verzehr an Tierfetten und schnellen Kohlenhydraten lässt das Cholesterin steigen.
- Besonders hoch ist die Cholesterinproduktion in der Leber bei Vitamin-B-Mangel.
- Vitamin D wird unter dem Einfluss von Sonnenstrahlen aus körpereigenem Cholesterin gebildet.

PRÄBIOTIKA UND PROBIOTIKA

Rund 80 Prozent der Immunzellen sind im und am Darm angesiedelt. Eine gesunde Darmflora verhindert das Eindringen krank machender Keime in den Körper und schützt uns so vor gefährlichen Infekten. Damit ist der Darm das wichtigste Organ unseres Immunsystems. Wir beherbergen im Verdauungstrakt etwa zehnmal so viele Mikroben und Bakterien, als wir Körperzellen besitzen, insgesamt etwa 1,5 Kilogramm – und die müssen ernährt werden.

Die Darmflora kann durch Antibiotika, Stress oder einseitige und falsche, das heißt ungesunde Ernährung aus dem Gleichgewicht geraten. Immer mehr Menschen leiden an akuten Verdauungsproblemen wie dem Reizdarmsyndrom, chronisch entzündlichen Erkrankungen des Dünn- oder Dickdarms und vor allem an Verstopfung. Sie können Ihre Darmflora aber durch eine gesunde und frischkostbetonte Ernährung positiv beeinflussen. Und hier kommen die Präbiotika und die Probiotika ins Spiel.

- **Präbiotika** sind schwer verdauliche Nahrungsbestandteile, also Ballaststoffe, und wichtig für die gesunde Entwicklung der Darmkeime. Sie kommen in bestimmten Nahrungsmitteln vor wie Haferflocken, Hülsenfrüchten, Knoblauch, Lauch, Spargel und Zwiebeln. Da Präbiotika von unseren Verdauungsenzymen nicht vollständig »verschlungen« werden, stehen sie den Bakterien weiter unten im Darm als Futter zur Verfügung und begünstigen dadurch das Wachstum wichtiger Darmkeime.

- **Probiotika** sind lebende Mikroorganismen, die in aktiver Form in den Darm gelangen und sich dort günstig auf die Gesundheit auswirken. Probiotische Keime sind zum Beispiel Milchsäurebakterien oder Bifidobakterien. Wenn Sie mit Probiotika wieder eine gesunde Darmflora aufbauen möchten, dann müssen Sie diese dem Körper regelmäßig und über einige Wochen zuführen, damit sie sich dauerhaft im Darm ansiedeln können. Sie müssen dafür auch nicht zwingend Joghurt (beziehungsweise Soja-Joghurt) oder Kefir zu sich nehmen: Apfelessig, Rote Bete, saure Gurken, Kimchi (ein koreanisches Gericht), Kombucha (fermentierter Tee) und Sauerkraut sind auch gut geeignet.

Eine gesunde Darmflora wirkt sich auch positiv auf die Stimmung aus, denn die Darmbakterien bilden aus Ballaststoffen die Aminosäure Tryptophan. Daraus stellt unser Körper das Glückshormon Serotonin her. Serotonin sorgt für Gelassenheit, innere Ruhe und Zufriedenheit und reguliert Gefühlszustände wie Angst, Aggressivität, Kummer und sogar das Hungergefühl. Letztlich kann also ein gesunder Darm der Schlüssel auch bei Schlafstörungen und sogar Depressionen sein.

BESSER OHNE BLÄHBAUCH

Er tut weh, sieht nicht besonders schön aus und ist ein Zeichen dafür, dass unser innerer Arzt Unterstützung braucht. Denn »Darm gesund« bedeutet »Mensch gesund«.

- Verzichten Sie generell auf kohlensäurehaltige Getränke! Kohlensäure setzt im Verdauungstrakt Kohlendioxid frei, was bläht und den Körper übersäuert.
- Verzichten Sie auf Light- und Diätprodukte, die Sorbit oder Fruktose enthalten.
- Trinken Sie Heißgetränke aus Fenchel, Anis, Kümmel, Kamille und Gelbwurz.
- Eine sanfte Bauchmassage tut bei einem aufgeblähten Bauch immer wohl – im Uhrzeigersinn kreisend etwa, mit einem Massageball, und dann eine Wärmflasche.
- Ingwer unterstützt den Körper bei der Entgiftung. Das darin enthaltene Gingerol und Shogaol entspannen die Darmmuskulatur und wirken krampflösend.
- Petersilie ist ein Harntreiber und hilft das Blut zu reinigen und Toxine auszuleiten. Sie enthält Enzyme und verbessert die Verdauung von Fetten und Proteinen.
- Bewegung bringt einen trägen Darm in Schwung! Schon ein Spaziergang in der Mittagspause ist hilfreich. Es ist ganz einfach: Äußere Bewegung sorgt dafür, dass sich auch im Inneren was bewegt!
- Kauen Sie bewusst! Die im Speichel enthaltenen Enzyme spalten die Kohlenhydrate im ersten Schritt schon mal auf. Damit wird bereits ein wichtiger Vorgang in der Verdauung eingeleitet.
- Während und auch unmittelbar nach dem Essen sollten Sie keinesfalls trinken. Anderenfalls verdünnt man die Verdauungssäfte, und das kann nach dem Essen zu einem unangenehmen Völlegefühl führen.
- Es kann sein, dass Ihnen wichtige Keime in der Darmflora fehlen und dort ein Ungleichgewicht herrscht. Wenn Sie Ihren Blähbauch gar nicht mehr in den Griff bekommen, versuchen Sie es mit gesunden Ballaststoffen oder Probiotika.
- Lassen Sie einen Nahrungsmittelunverträglichkeitstest machen. Der kann Aufschluss darüber geben, welche Lebensmittel Ihren Blähbauch verursachen.
- Lassen Sie eine Darmfloraanalyse durchführen.

Auf der rückwärtigen Buchklappe finden Sie den Pulstest von Dr. Coca, mit dessen Hilfe Sie feststellen können, welche Nahrungsmittel Ihr Körper ohne Probleme verträgt und welche Ihnen nicht guttun. Lassen Sie diese künftig weg, und es wird Ihnen besser gehen.

GESUNDE UND UNGESUNDE PROTEINE

Für unseren Körper sind Proteine unentbehrlich. Sie sind nicht nur am Muskelwachstum beteiligt, sondern ermöglichen jeder Körperzelle, sich gegen Fremdkörper zu schützen. Sie kontrollieren und regulieren Zellfunktionen. Sogar Zellschäden werden von Proteinen repariert. Außerdem werden sie für das Blut, unsere Knochen und für ein gesundes Immunsystem gebraucht.

TIERISCHE PROTEINE

Die beiden Todesursachen Nummer eins – Herzkreislauferkrankungen und Krebs – werden in vielen großen, seriösen Studien nachweislich mit dem täglichen Konsum tierischer Proteine aus Fleisch, Wurst, Fisch, Eiern, Milchprodukten in Zusammenhang gebracht. Die meisten dieser Untersuchungen belegen zugleich, dass diese Krankheiten zurückgehen, je höher der Anteil an Pflanzen in der Ernährung ist.

GIER NACH FLEISCH UND MILCH

Ein Mensch isst im Laufe seines Lebens durchschnittlich 945 Hähnchen, 46 Schweine, vier Rinder, vier Schafe, 46 Puten, 37 Enten und zwölf Gänse! Dabei sind Fisch, Eier, Milch, Joghurt, Quark, Käse und Milchpulver in Industrienahrung noch nicht mitgerechnet. Nun überlegen Sie einmal, wie viele Menschen auf dieser Erde leben und was dies für die Landwirtschaft bedeutet. Die Produktion von einem Kilo Rindfleisch verbraucht 15 000 Liter Wasser, während 2,5 Millionen Menschen weltweit kaum ausreichend mit Trinkwasser versorgt sind.

PFLANZLICHE PROTEINE

Professor T. Colin Campbell konnte mit der »China Study« belegen, dass pflanzliche Nahrung Tumore zum Schmelzen bringt und tierisches Eiweiß, insbesondere Kasein, für die Entstehung schwerer Krankheiten wie Krebs mitverantwortlich ist.

Und noch eine wissenschaftliche Untersuchung spricht unbedingt für eine vorwiegend pflanzliche Ernährung: Einer Studie der Harvard University von 2016 zufolge, kann ein Mensch, der hauptsächlich und ausreichend pflanzliche Proteine zu sich nimmt, mit einem längeren Leben rechnen! Das sind doch schöne Aussichten. Tatsache ist aber, dass der Konsum von tierischem Eiweiß noch nie so hoch war wie heute. Das gilt auch für die Zahl der Menschen, die an Herzkreislauferkrankungen und Krebs leiden. Und die Tendenz ist steigend!

Pflanzennahrung dagegen, vor allem Hülsenfrüchte, aktivieren einen Prozess, bei dem die Gefäßinnenhaut Stickstoffmonoxid herstellt, sich quasi selbst schützt und Ablagerungen nicht nur verhindert, sondern bereits vorhandene Plaques wieder abbaut!

Dr. Caldwell Esselstyn hat mehrfach bewiesen, dass sich durch reine Pflanzenkost Arterienverkalkungen rückgängig machen lassen. Pflanzliche Proteine schützen den Körper also vor Krankheiten, während der übermäßige Konsum tierischer Proteine nachweislich verantwortlich für Bluthochdruck, Herzkreislauferkrankungen und ein erhöhtes Krebsrisiko ist. Besonders bei Sportlern und Kraftsport Treibenden kommt sofort die Frage auf: Woher bekomme ich dann meine Proteine, wenn ich kein Fleisch esse? Interessanterweise denken viele Menschen bei Protein sofort an Fleisch, dabei gibt es gesunde Eiweißquellen im Übermaß aus Hülsenfrüchten, Nüssen, Pilzen, Pseudo- und Vollkorngetreiden. Gut kombiniert haben sie eine höhere biologische Wertigkeit als Fleisch:

- Gemüse: Brokkoli, Grünkohl, Pilze, Spargel, Spinat
- Getreide: Dinkel, Hafer, Kamut
- Pseudogetreide: Amaranth, Buchweizen, Bulgur, Quinoa

- Hülsenfrüchte: Bohnen, Kichererbsen, Linsen, Soja
- Samen & Nüsse: Chiasamen, Leinsamen, Kürbiskerne, alle Nussorten

SCHLUSS MIT DEM FOODKOMA

Hat man zu viel, zu süß, zu fettig gegessen, folgen Müdigkeit und Trägheit auf dem Fuße. Wer kennt das nicht? Dieses sogenannte Foodkoma ist charakteristisch für eine Ernährung mit vielen tierischen Proteinen. Die liegen lange und schwer im Magen und werden nur langsam verdaut. Das bedeutet viel Arbeit für den Körper, der daher kaum noch Kapazität für geistige oder körperliche Aufgaben hat.

Machen Sie den Selbsttest: Halbieren Sie Ihre Portionen und essen Sie besonders mittags leichte und frische Nahrungsmittel. Schreiben Sie sich eine Woche lang auf, wie Sie sich nach der Mittagspause fühlen. Sind Sie müde, schlapp und träge, haben Sie bestimmt das Falsche gegessen. Sind Sie hingegen klar und fit im Geist und nach dem Essen zu körperlichen und geistigen Leistungen bereit – na dann, Bingo!

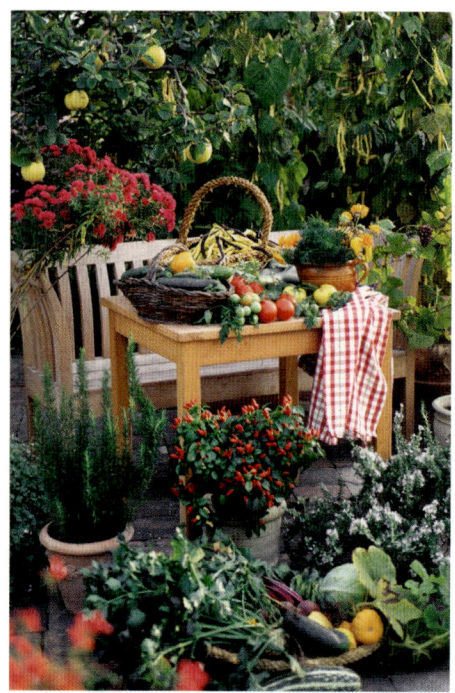

Regionales Gemüse und Obst in Bioqualität enthält nahezu alle Nährstoffe, die unser Körper braucht.

DIE NÄHRSTOFFE

Pro Sekunde bildet unser Körper 50 Millionen neue Zellen. Entscheidend für deren Qualität ist das, was wir essen. Makro- und Mikronährstoffe müssen dem Körper täglich zugeführt werden. Was die Makronährstoffe betrifft, so ist das kein Problem. Fette, Eiweiße und Kohlenhydrate nehmen wir sogar meist in zu großen Mengen zu uns.

Doch mit den kleinen Nährstoffen, den Vitaminen, Mineralien und sekundären Pflanzenstoffen sieht das anders aus. Daher sind viele Menschen überernährt bzw. übergewichtig bei einem gleichzeitigen Mangel an Mikronährstoffen. Kein Wunder, denn eine ausreichende Versorgung mit einem hohen Anteil an frischem Obst, Hülsenfrüchten, Gemüse und Salaten ist so gut wie nie gegeben. Daher ist in Deutschland ein Großteil der Bevölkerung nicht ausreichend mit den lebensnotwendigen Mikronährstoffen versorgt, die der Körper nicht selbst herstellen kann, sondern nur durch die Nahrung bekommt.

»Die unzähligen großen und kleinen Zahnräder des menschlichen Uhrwerks bestehen aus all jenen Nährstoffen, die wir täglich mit unserer Nahrung zuführen«, so Norbert Fuchs, Orthomolekularmediziner und Pharmakologe. Stellen wir uns den Körper als Uhrwerk vor, finden wir große Zahnräder – Makronährstoffe, wie Eiweiße, Kohlenhydrate und Fette, von denen unser Körper große Mengen benötigt – und kleine Zahnräder – Mikronährstoffe, wie Mineralien, Vitamine, Spurenelemente und sekundäre Pflanzenstoffe.

Beide Gruppen sind für das reibungslose Funktionieren des Uhrwerks unseres Körpers unerlässlich und gleich wichtig. Bereits das Fehlen einer kleinen Menge würde seine Genauigkeit zerstören. Das Problematische ist, dass wir diesen Mangel nicht sofort feststellen, also die Ungenauigkeit des Uhrwerks nicht wahrnehmen oder schlicht übersehen. Doch warum merken wir den Mangel an Nährstoffen meist nicht?

MANGEL AN MIKRONÄHRSTOFFEN

Fehlen Mikronährstoffe, funktioniert unser Körper immer noch gut, jedoch ein wenig eingeschränkter. Da es zunächst meist nur kleine Abweichungen sind, nehmen wir dies einfach nicht wahr und gehen darüber hinweg. Addiert man sie aber über einen längeren Zeitraum, kommen nach und nach sichtbare und auch messbare Veränderungen ans Licht. Übergeht man diese Symptome, können sie bei Nichtbeachtung in einer Krankheit münden. Häufige Symptome für einen Mikronährstoffmangel sind: Müdigkeit, Antriebslosigkeit, innere Unruhe, Schlafstörungen, Verdauungsprobleme, Hautunreinheiten, Muskelkrämpfe bis hin zu regelrechten Krankheitssymptomen. Messbar werden sie über eine Blutanalyse.

Nährstoffe lassen das gesamte Stoffwechselsystem überhaupt erst optimal funktionieren. Insbesondere die Mikronährstoffe haben die Aufgabe, alle Stoffwechselvorgänge in jeder unserer 100 Billionen Körperzellen reibungslos ablaufen zu lassen. Bereits geringe Mängel von zehn bis 25 Prozent dieser Nährstoffe sind mitverantwortlich für die Entstehung vieler Zivilisationskrankheiten, denn ein Mangel verursacht drastische Einschränkungen des Stoffwechsels.

Und da Ihr innerer Arzt (siehe Seite 31–32) nur zwei Möglichkeiten hat, Ihnen aufzuzeigen, dass Ihnen etwas fehlt, schickt er Symptome in Form von Befindlichkeitsstörungen. Reagieren Sie nicht, sondern unterdrücken Sie diese Information beispielsweise mit einem Medikament, wird der innere Arzt heftiger mit Ihnen kommunizieren. Krankheiten sind die Folgen.

WIE KOMMT ES ZUM MANGEL?

Wir nehmen meist Nahrung zu uns mit vielen Kalorien, also mit den großen Makronährstoffen Fett, Kohlenhydrate und Eiweiß, aber mit viel zu wenig Mikronährstoffen. Einfach ausgedrückt: zu viele Kalorien und zu wenig lebensnotwendige Vitalstoffe. Deshalb sind viele Menschen zwar übergewichtig, aber trotzdem – mit Mikronährstoffen – mangelernährt. Und die Gründe liegen auf der Hand: Die Qualität wird aufgrund der industriellen Verarbeitung unser Nahrungsmittel, des Einsatzes von Pestiziden und Düngemitteln immer geringer. Hinzu kommt die Verarmung der Böden. Mitverantwortlich dafür ist unter den vielen anderen Faktoren die hohe CO_2-

---

WICHTIG!

Ihr Körper braucht alle Nährstoffe. Selbst kleine Mängel wirken sich negativ aus. Sorgen Sie dafür, dass Sie täglich die ausreichende Menge an Makro- und Mikronährstoffen zu sich nehmen – auch durch Nahrungsergänzungsmittel (siehe Seite 44). Besonders an den Mikronährstoffen mangelt es nahezu immer.

NAHRUNGSERGÄNZUNGSMITTEL

Nahrungsergänzungsmittel sollten immer möglichst natürliche Rohstoffe enthalten.
Achten Sie auf geprüfte Reinheit der Inhaltsstoffe.

Vitamine sind am besten verwertbar, wenn sie in aktiver Form vorliegen. Außerdem sollten die Rohstoffe schonend verarbeitet werden, damit ihre natürlichen Eigenschaften erhalten bleiben. Diese Art der Produktion ist natürlich zeitaufwendig. Achten Sie auf zertifizierte und allergenarme Rohstoffe, um Belastungen durch Schwermetalle, Insektizide, Pestizide, Fungizide und Radioaktivität auszuschließen. Verwenden Sie keine Produkte, denen Konservierungs- und Süßungsmittel, synthetische Aromen, Farbstoffe, Geschmacksverstärker und Füllstoffe zugefügt wurden. Sie sollten frei von Laktose und Gelatine sowie von Gluten und Fruktose sein. Insgesamt kommt es meiner Meinung nach auf die Gesamtkomposition eines Multinährstoffpräparats an. Die richtigen Mikronährstoffe, im richtigen Verhältnis zueinander, in der idealen Dosierung, kombiniert mit weiteren Stoffen, insbesondere sekundären Pflanzenstoffen, die die Wirkungsweise untereinander verstärken, das ist die hohe Kunst. Für meine Familie ließ ich schon vor über 25 Jahren Nahrungsergänzungsmittel herstellen. Ich kenne die optimalen Dosierungen und weiß, dass die Qualität ausschlaggebend für deren Wirksamkeit ist. Aufgrund meiner Arbeit als Ärztin kenne ich die häufigsten Mangelerscheinungen. Natürlich gibt es Ausnahmen, aber diese bestätigen bekanntlich die Regel. Egal ob vegan oder nicht: Ganz klar gibt es eine essenzielle, notwendige Grundversorgung, die ich all meinen Patienten ans Herz lege! Das von mir speziell dafür rezeptierte Nährstoffpräparat beinhaltet die wichtigen Stoffe in einer ausgewogenen Dosierung und entsprechend meinen hohen Anforderungen. Meines Wissens ist es eines der innovativsten Produkte derzeit auf dem Markt. Ich habe es zusammen mit Spezialisten entwickelt und die neusten Erkenntnisse aus der Orthomolekularmedizin einfließen lassen. Wie immer schon ist es auch wieder eine Entwicklung für mich selbst gewesen, für meine Familie und meine Patienten.

BITTE HABEN SIE GEDULD

Sie sollten wissen, dass es bei den Vitalstoffen Tage oder Wochen oder sogar Monate dauern kann, bis die Speicher wieder gefüllt sind. Haben Sie also Geduld!

Emission, die größtenteils durch Massentierhaltung zustande kommt. Die Folgen sind ein Mangel an Selen, Zink und Kalium, um nur einige zu nennen. Auch die ständige Warnung vor Sonnenstrahlen erklärt den unglaublichen Mangelzustand an über 90 Prozent der Deutschen von Vitamin D_3. Ich könnte ein ganzes Buch über dieses Thema schreiben! Gleichzeitig verbrauchen wir mehr Mikronährstoffe durch unsere heutigen Lebensbedingungen, wobei die moderne Ernährungssituation und der Stress die größte Rolle dabei spielen. Ich halte deswegen hochwertige Nahrungsergänzungen (siehe Seite 44) als Grundversorgung für dringend notwendig.

VITAMINE

Vitamine sind lebensnotwendige organische Verbindungen, denn sie sind an vielen Vorgängen im menschlichen Stoffwechsel beteiligt. So sorgen Vitamine unter anderem für den Ab- und Umbau der Kohlenhydrate, Proteine und Mineralstoffe, die wir unserem Organismus über die Nahrung zuführen. Dabei unterscheidet man zwei Gruppe von Vitaminen: fettlösliche Vitamine (Vitamin A, D, E und K), die vom Körper gespeichert werden können, und wasserlösliche (Vitamin C und die B-Vitamine), die nicht gespeichert werden können und daher kontinuierlich aufgenommen werden müssen. Vitamine stärken unser Immunsystem und sind unverzichtbar beim Aufbau von Blutkör-

perchen, Knochen, Zähnen und Zellen. Nachfolgend werden nur die wichtigsten Vitamine kurz vorgestellt:

VITAMIN A

Dieses auch Retinol genannte Vitamin beeinflusst die Sehkraft und das Zellwachstum und ist wichtig für die Erneuerung der Haut. Zu finden ist es in Möhren, Grünkohl, Aprikosen, Honigmelone, Feldsalat, Sojaöl, Milchprodukten, hochdosiert in Aal, Lebertran. Als Vitaminvorstufe Betacarotin in Pflanzen wie Blutgrapefruit, Erbsen, Karotten, Kürbis, Petersilie oder Wirsing.

VITAMIN B_{12} – WICHTIG FÜR VEGANER

Vitamin B_{12}, auch Cobalamin genannt, kommt vor allem in tierischen Lebensmitteln vor (Eier, Fleisch, Milch) und sorgt unter anderem für die Bildung roter Blutkörperchen, den Schutz des Erbguts, stabilisiert Nerven, reguliert die Stimmung, schützt vor Herzkreislauf- und Krebserkrankungen und ist wichtig für das Zellwachstum und die Zellteilung. Sollten Sie sich für eine rein pflanzliche Ernährung entscheiden, ist eine Ergänzung mit Vitamin B_{12} zwingend notwendig (siehe Seite 44), auch wenn es in geringen Mengen in Algen (Chlorella, Nori), Sauerkraut, Shiitakepilzen und fermentierten Sojaprodukten vorkommt.

VITAMIN C

Vitamin C ist lebensnotwendig! Es wirkt als Antioxidans, schützt die Gefäße, ist nötig für den Fettstoffwechsel, reduziert Allergien, verringert Entzündungen, stört Krebszellen, verbessert die Stimmung, optimiert das Bindegewebe, stärkt das Immunsystem und optimiert die Eisenaufnahme.

Zu den Top-Vitamin-C-Lieferanten gehören: Acerola, Beeren, Brokkoli, Grünkohl, schwarze Johannisbeeren, Papaya, Paprika, Sanddorn und natürlich Zitrusfrüchte.

VITAMIN D

Es nimmt eine Sonderrolle ein, da es im Körper zu einem Hormon umgewandelt wird. Es sorgt für Immunschutz, Knochenstabilität, Zellgesundheit, wirkt entzündungshemmend und stimmungsaufhellend, schützt vor Asthma, Bluthochdruck, chronisch-entzündlichen Darmerkrankungen, Typ-2-Diabetes, Karies, rheumatischer Arthritis, Neurodermitis und Krebs. Vitamin D wird durch Sonneneinstrahlung gebildet, daher ist es notwendig sich nicht übertrieben aber ausreichend in ihr aufzuhalten. In unseren Breiten ist die Sonneneinstrahlungen nur zwischen April und September stark genug, um ausreichend Vitamin D zu bilden. Sonnencremes blockieren die UV-Strahlen, schützen daher aber nicht nur vor Verbrennungen, sondern behindern auch die Vitamin-D_3-Produktion. Im Prinzip würde es ausreichen, sich täglich 10 Minuten ohne Sonnenschutz in der Sonne oder auf einer Sonnenbank mit UVB-Strahlung aufzuhalten, um einen Vitamin-D-Mangel zu vermeiden, danach bitte Sonnenschutz auftragen.

Top-Vitamin-D-Lebensmittel gibt es nicht. In fetten Fischen und Speisepilzen ist es in kleinen Mengen enthalten.

VITAMIN E

Dieses Antioxidans normalisiert Cholesterin, wirkt antientzündlich, schützt vor Diabetes, Demenz und Krebs, gegen Unfruchtbarkeit und unterstützt alle Heilungsprozesse.

Es ist vor allem in Nüssen vorhanden, aber auch in Pistazien, Pinien- und Sonnenblumenkernen, Oliven-, Lein- und Weizenkeimöl.

VITAMIN K

Dieses Vitamin reguliert die Blutgerinnung, ist ein wichtiges Antioxidans, schützt vor Arteriosklerose und Herzkreislauferkrankungen, wirkt zellschützend, gegen Krebsentstehung und schützt unsere Gehirnzellen.

Zu den Top-Vitamin-K-Lieferanten gehören: Avocado, Brokkoli, Endivien, Feldsalat, generell grünes Gemüse, Grünkohl, Petersilie, Rosenkohl, Schnittlauch, Spinat.

PROVITAMIN Q 10

Es sorgt für die Bereitstellung von Energie, schützt vor neurologischen Krankheiten und Krebs, reguliert unser Immunsystem, hat stark antioxidative Eigenschaften, verschönert das Hautbild und aktiviert die Fettverbrennung.

Zu den pflanzlichen Top-Q10-Lieferanten gehören Brokkoli, Erdnüsse, Hering, Makrele, Sesamöl, Sesamsamen, Sojabohnen, Spinat und Walnüsse.

MINERALSTOFFE

Zu den lebensnotwendigen anorganischen Nährstoffen, die der Mensch ebenfalls mit der Nahrung zu sich nehmen muss, gehören die Mineralstoffe. Sie werden in zwei Gruppen eingeteilt: Mineralstoffe, die in einer Konzentration über 50 mg pro Kilogramm Körpergewicht vorliegen, werden als Makro- oder Mengenelemente bezeichnet. Dazu gehören etwa Kalzium, Kalium, Magnesium, Natrium, Phosphor und Schwefel. Mineralstoffe, die in einer Konzentration unter 50 mg pro Kilogramm Köpergewicht vorliegen, nennt man Mikro- beziehungsweise Spurenelement (siehe weiter unten). Nachfolgend werden nur Kalium und Magnesium beschrieben, da bei ihnen am häufigsten Mängel vorliegen.

KALIUM

Kalium befindet sich im Zellinneren, daher ist es lebensnotwenig für eine reibungslose Arbeit der Zellen, wichtig für die Muskeln und die Funktion des Nervensystems, notwendig für den Eiweißstoffwechsel, reguliert den Wasserhaushalt. Top-Kalium-Lieferanten sind Erbsen, Feldsalat, Grünkohl, Linsen, Sojabohnen, Meerrettich, Oran- gen, Kartoffeln, Paranüsse und Spinat.

MAGNESIUM

Magnesium ist Baustein für unsere Zellen und Knochen, wichtig für über 300 Stoffwechselprozesse in unserem Körper und unterstützt die Arbeit der Enzyme. Außerdem sorgt der Mineralstoff für Knochen- und Muskelgesundheit und ist notwendig für die Energiegewinnung sowie den Fettstoffwechsel. Top-Magnesium-Lieferanten sind Hülsenfrüchte, Kohlrabi, Mandeln, Cashewnüsse, Banane, Spinat und Vollkornprodukte.

SPURENELEMENTE

Spurenelemente sind zum Beispiel Eisen, Jod, Kupfer, Mangan, Molybdän und Zink. Selen und Silizium sind besonders wichtig:

SELEN

Das Spurenelement Selen schützt unsere Zellen vor oxidativem Stress, ist wichtig für Haare und Nägel, reguliert die Schilddrüsenfunktion, überwacht die Zellbildung, verhindert Krebswachstum und stabilisiert die Stimmung und das Abwehrsystem.
Top-Selen-Lieferanten sind Eigelb, Fisch, Hering, Hirse, Hülsenfrüchte, Kokosnüsse, Paranüsse, Steinpilze, Vollkorngetreide und Weizenkleie.

SILIZIUM

Silizium ist verantwortlich für starkes, elastisches Bindegewebe, speichert Wasser, festigt die Knochenstruktur. Das Spurenelement sorgt außerderm für gesunde Gefäßwände und unterstützt das Immunsystem.
Top-Silizium-Lieferanten sind Bambus, Brennnessel als Gemüse oder in Smoothies, Schachtelhalm, Hirse, Hafer und Kartoffeln.

SEKUNDÄRE PFLANZENSTOFFE

Sie schützen die Pflanzen vor UV-Strahlen, Schädlingen und Krankheiten. Der Clou: Diese Aufgaben übernehmen sie auch bei uns. Sekundäre Pflanzenstoffe sind in Gemüse und Obst – hauptsächlich in den Schalen, äußeren Schichten und Blättern – sowie Hülsenfrüchten, Nüssen und Vollkornprodukten enthalten. Daher unbedingt Produkte aus biologisch kontrolliertem Anbau vorziehen.

CAROTINOIDE

Der Pflanzenfarbstoff, der in Aprikosen, Cranberrys, Grapefruit, Melone, Kürbis und grünem Gemüse sowie Karotten, Paprika und Tomaten enthalten ist, wirkt antioxidativ, entzündungshemmend und stärkt das Immunsystem.

Flavonoide

Diese Pflanzenfarbstoffe sind zum Beispiel enthalten in Äpfeln, Birnen, Beerenobst, Kirschen, Pflaumen, Trauben sowie Auberginen, Grünkohl, Soja, Zwiebeln und grünem Tee. Sie schützen vor bestimmten Krebs- und Herzkreislauferkrankungen.

GLUCOSINOLATE

Diese pflanzlichen Abwehrstoffe gegen Fressfeinde sind enthalten in allen Kohlarten, Kresse, Maca, Radieschen Rettich und Senf und wirken beim Menschen antioxidativ, sind gut fürs Immunsystem und schützen vor Krebs.

MONOTERPENE

Diese Duft- und Aromastoffe, die in Kümmel, Maca, Minze und Zitrone vorkommen, senken das Cholesterin und wirken gegen Krebs.

PHYTOSTEROLE

Dieser Membranbaustoff aus dem Pflanzenreich senkt beim Menschen den Cholesterinspiegel. Sie können von ihm profitieren, wenn Sie Hülsenfrüchte, Nüsse und Pflanzensamen (Sesam, Soja und Sonnenblumenkerne) zu sich nehmen.

POLYPHENOLE

Diese sekundären Pflanzenstoffe schützen Pflanzen vor Fressfeinden, wirken beim Menschen antioxidativ und bieten so einen Schutz vor bestimmten Krebserkrankungen. Sie sind enthalten in Camu-Camu, Nüssen und Vollkornprodukten.

SAPONINE

Diese Bitterstoffe, die in Hafer, Hülsenfrüchten, Lakritze, Maca, Soja und Spargel vorkommen, wirken antibiotisch und antikanzerogen – also auch gegen Krebs.

SULFIDE

Diese Aromastoffe vieler Pflanzen, sie sind zum Beispiel enthalten in Cranberrys, Heidelbeeren, Knoblauch, Lauch, Schnittlauch und Zwiebeln, wirken antibiotisch, antioxidativ, blutdruck- und cholesterinsenkend und verringern das Krebsrisiko.

VEGANE ERNÄHRUNG

Ich empfehle allen Menschen, die das Beste für ihre Gesundheit erreichen wollen, unbedingt eine vorwiegend vegane Ernährung. Ich habe in meiner Praxis immer wieder erlebt, wie selbst schwere chronische Erkrankungen dadurch gelindert und sogar geheilt werden konnten.

Auch wenn ich das Thema hier nur auf drei Buchseiten explizit anspreche, so liegt es mir doch sehr am Herzen, auch wenn ich weiß, dass an dieser Stelle noch nicht alle meine Leser von einer veganen Ernährung begeistert sind. Fakt ist: Mir und vielen meiner Patienten geht es fantastisch mit dieser Art, sich zu ernähren. Ich kenne eine ganze Reihe von Menschen, die sich durch pflanzliche Ernährung mit einem hohen Rohkostanteil sogar von heftigen Krankheiten befreien konnten. Einigen ist viel Leid erspart geblieben – und das alles ohne Chemie, Medikamente oder Operationen, sondern allein durch eine Ernährungsumstellung!

Bedauerlicherweise fangen viele Menschen erst an, sich mit dem Thema Ernährung auseinanderzusetzen, wenn sie schon ernsthaft erkrankt sind. Das ist traurigerweise immer noch nur ein klitzekleiner Bruchteil.

Meiner Meinung nach ist eine vielseitige und frische vegane Ernährung die natürlichste, artgerechteste und gesündeste Art der Ernährung. Lesen Sie doch einfach mal die »China Study« oder schauen Sie sich Filme an wie: »Gabel statt Skalpell«, »What the Health«

oder auch das YouTube-Video von Michael Greger »How Not to Die« und entscheiden Sie selbst, ob Sie es nicht einfach mal ausprobieren möchten, Ihren inneren Arzt bei den Selbstheilungskräften zu unterstützen und sich so viel Leid zu ersparen. Und denken Sie daran: fünf Prozent tierische Produkte sind – wenn Sie gesund sind – kein Problem. Zumindest, wenn Sie sich mit den ethischen Aspekten, die für eine vegane Ernährung sprechen, nicht beschäftigen möchten. Und für viele ist das gleich entscheidend einfacher, denn einmal wöchentlich ein Steak klingt viel, viel leichter als nie mehr Steak im Leben!

VEGAN IST NICHT GLEICH VEGAN

Weißbrot, Chips, Cola und Zuckerwatte sind in der Tat auch vegan. Leider gibt es tatsächlich »Veganer«, die die Sinnhaftigkeit und die Hintergründe noch nicht verstanden haben. Es gibt also tatsächlich Veganer, die sich total ungesund ernähren. Vegan ist also nicht gleich vegan.

Wenn ich von pflanzlicher Ernährung spreche, meine ich eine qualitativ hochwertige, frischkostbetonte Pflanzenkost, die sehr viel

Gemüse, Obst, Getreide- und Vollkornprodukte, Nüsse und Hülsenfrüchte beinhaltet. Mit dieser Art der veganen Ernährung können Krankheiten bis hin zu den schlimmsten besiegt und natürlich auch vorgebeugt werden. Aber darüber hinaus gilt:

Du denkst so, wie du isst. Du fühlst so, wie du isst. Du siehst die Welt so, wie du isst. Du bist, was du isst.

JEDER, WIE ER KANN

Tasten Sie sich lieber langsam an eine vegane Ernährungsweise heran. Von heute auf morgen komplett auf tierische Produkte zu verzichten, das kann nicht jeder und funktioniert nicht immer. Es geht keinesfalls darum, dass Sie ab sofort unbedingt streng vegan leben müssen.

Fangen Sie zunächst einfach damit an, bewusster zu essen, den Fleischkonsum etwas zu reduzieren und Milchprodukte nach und nach durch Pflanzendrinks zu ersetzen. Beobachten Sie, was passiert. Ich bin mir absolut sicher, dass Sie an Ihrem eigenen Leib und in Ihrem Leben bald die eine oder andere Veränderung zum Guten bemerken werden! Meine liebste Pflanzenmilch ist übrigens Kokos-Reismilch. Damit setze ich nicht nur meinen Chia-Pudding an. Mit der aufgeschäumten Mandelmilch kann ich fast jeden Cappuccino-Liebhaber davon überzeugen, dass es eine Alternative zu Crema aus Kuhmilch gibt. Probieren auch Sie es einfach mal aus – was haben Sie zu verlieren?

BEST PRACTISE

In den ersten Wochen kann es vermehrt zu einem Blähbauch kommen, denn das Darmmikrobiom wird aufgeforstet. Das ist vielleicht unangenehm, aber es lohnt sich durchzuhalten! Danach ist der Körper gereinigt und auf gesund programmiert. Ein Phänomen, das ich an mir selbst beobachte, ist, je gesünder und reiner meine Ernährung, desto empfindlicher reagiert mein Körper auf ungesundes Essen. Ja, auch ich hole ab und zu etwas vom Thailänder oder gönne mir ein leckeres Sorbet-Eis! Denken Sie immer an die Freiheit der fünf Prozent und dass Sie damit gleichzeitig die Entgiftungsorgane trainieren.

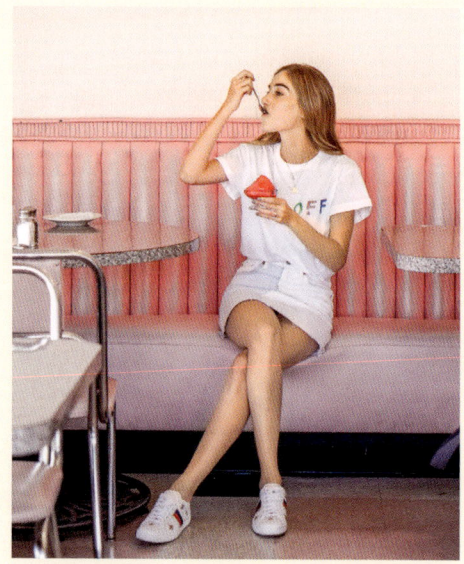

Genießen Sie Ihr Leben! Gegen eine kleine »Sünde« ab und an ist nichts einzuwenden.

Wenn ich Menschen von meiner Begeisterung für vegane Ernährung erzähle, stoße ich immer wieder auf Vorurteile. Hier kommen meine Antworten auf die häufigsten Fragen:

WAS ISST DU DENN DANN?

Ich esse eigentlich alles, außer tierische Lebensmittel eben … Gemüse, Obst, Nüsse, Hülsenfrüchte, Tofu, Pasta, Kartoffeln, Reisgerichte … und auch als Veganer kann man ab und zu die »Fast Food«-Varianten in vollen Zügen genießen: vegane Pizza, Burger, Kuchen, Eis und so weiter … alles, was das Herz begehrt. Heute ist es wirklich keine Schwierigkeit, abwechslungsreich und vor allem lecker vegan zu essen, noch vor 20 Jahren sah das ganz anders aus.

DANN HAST DU JA EINEN VITAMIN- UND NÄHRSTOFFMANGEL

Nein, das stimmt nicht: Das Gegenteil ist der Fall. Wir sind wieder beim Thema: Vegan ist nicht gleich vegan. In Pflanzen, Gemüse, Obst, Hülsenfrüchten, Nüssen und Pseudogetreide finden sich alle gesunden Nähr- und Vitalstoffe, die der Mensch braucht. Ein Mangel ist bei einer vollwertigen pflanzlichen Kost fast unmöglich. Bis auf eine Ausnahme: das Vitamin B_{12}. Dieses B-Vitamin sollte supplementiert werden. B_{12} fehlt übrigens nicht nur Veganern. In 30 Jahren als Ärztin habe ich Vitamin-B_{12}-Mangel ganz häufig bei Menschen diagnostiziert, obwohl sie tierische Produkte konsumieren. Bio, am besten kontrolliert, sollte die Pflanzenkost aber unbedingt sein, denn in diesen Lebensmitteln sind mehr Vitamine, Mineralien und sekundäre Pflanzenstoffe enthalten.

WO BEKOMMST DU OHNE FLEISCH DEINE PROTEINE HER?

Eiweiß ist auch in Pflanzen und Hülsenfrüchten enthalten. Besonders zu empfehlen sind Linsen, Bohnen, Bulgur, Nüsse, Leinsamen, Kichererbsen Quinoa … Am besten ist übrigens immer eine Kombi aus Vollkorn und Hülsenfrüchten, sie hat eine bessere biologische Wertigkeit als Proteine aus Fleisch. Vegane Südamerikaner essen Mais mit Bohnen, Asiaten Reis mit Linsen – genau deshalb.

UND WO BLEIBT DER GENUSS?

Jeder Mensch muss seinen eigenen Weg finden, auch die Balance zwischen Genuss und Gesundheit. Denn der Genuss von Nahrung oder auch einem Glas Wein ist gut für die Seele und trägt sicherlich auch einen Anteil für ein gesundes glückliches Leben bei – siehe unser drittes Element. Bereiten Sie sich die Gerichte von den Rezeptseiten der 10-Tage-Challenge zu und probieren Sie diese. Sie werden merken, wie genussvoll – geradezu gourmetmäßig – eine gesunde Ernährung sein kann, ohne dass auch nur die geringsten Geschmackswünsche offen bleiben. Seit einiger Zeit gibt es sogar die ersten veganen Käsesorten basierend auf Nüssen, die wirklich sehr, sehr lecker sind.

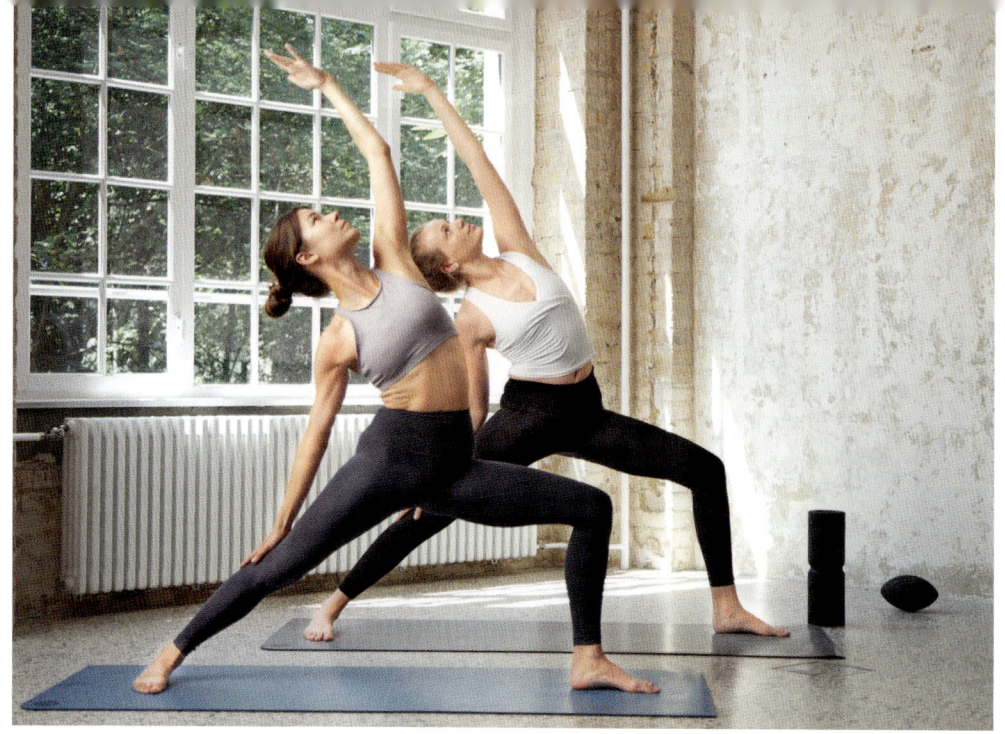

BEWEGUNG

Schon für sich allein wirkt körperliche Bewegung wie eine Art Wunderdroge. Und das Wunderbare daran: Sobald Sie einmal eine Zeit lang davon probiert haben, wollen Sie immer mehr: Suchtfaktor garantiert – Überdosierung kaum möglich! Sie werden sich nicht mehr zum Bewegen zwingen müssen, Ihr Körper verlangt danach! Das Beste: Sie werden wahrscheinlich immer weniger Medikamente benötigen, natürlich abhängig von der Art Ihrer Krankheiten. Bewegung und Sport sind also »Wunderpillen«, die leider immer noch massiv unterschätzt werden. Schon alleine, wenn Sie gesunde Ernährung und richtige körperliche Bewegung kombinieren und in Ihrem Alltag etablieren, entsteht ein Mehrwert, der Ihr Leben, Ihr Wohlgefühl und Ihre Gesundheit massiv verbessern wird.

BEWEGUNG MACHT GESUND

Darüber sind sich ausnahmsweise einmal alle einig – Mediziner, Physiotherapeuten oder Heilpraktiker: Bewegung ist ein Muss für die Gesundheit! Aber worauf kommt es wirklich an, wenn Sie sich nicht einfach »irgendwie« bewegen wollen, sondern einen positiven Effekt auf Ihre Gesundheit erzielen möchten? Es geht dabei viel um den Unterschied zwischen Qualität und Quantität: Vorweg, jede Bewegung beinhaltet beides.

Bewegungswinkel

Wenn Sie etwa viel zu Fuß unterwegs sind, ist das schon mal gut, reicht aber für die Qualität Ihrer Bewegung nicht aus. Warum? Beim Laufen nutzen Sie immer wieder die gleichen Gelenkwinkel. Unter Qualität einer Bewegung versteht man, dass eine Bewegung viele unterschiedliche Gelenkwinkel nutzt und somit vielseitige Bewegungsmuster entstehen. Nur laufen ist also nicht genug für Ihre Gesundheit. Wussten Sie, dass der Mensch etwas über 100 Gelenke besitzt? Wenn wir uns nur auf die zehn wichtigsten beschränken, gibt es schon fast unzählige verschiedene Kombinationsmöglichkeiten, sich zu bewegen. Deshalb fällt es so schwer festzulegen, worauf es bei einer qualitativ guten Bewegung ankommt. Nach über 30 Jahren in der Schmerztherapie wissen mein Mann Roland Liebscher-Bracht und ich, welche Art der Bewegung und welche Bewegungswinkel den größten Einfluss auf die Ge-

sundheit haben. Auf dieser Basis haben wir eine spezielle Schmerztherapie entwickelt. Nicht nur, dass sie hilft, Krankheiten vorzubeugen, sie wegzutrainieren und dabei schmerzfrei zu werden. Die richtige Bewegung ist neben der Ernährung die Garantie und zweite Grundlage für bestmögliche Gesundheit bis ins hohe Alter. Ohne hochwertige Bewegung ist Gesundheit nicht möglich. Gesundheit muss ganzheitlich betrachtet werden. Egal, wie gut Sie sich ernähren, die Bewegung – unter Nutzung der richtigen Gelenkwinkel – ist eine Grundvoraussetzung.

Überspannung und Übersäuerung

Über 90 Prozent der häufigsten Schmerzen meiner Patienten sind das Ergebnis muskulär-faszialer Spannungen. Sie entstehen, weil viele Gelenkwinkel nur zu etwa zehn Prozent regelmäßig genutzt werden. Muskeln und Faszien sind durch das viele Sitzen, Nichtbewegen und einseitiges Bewegen verfilzt und verkürzt, und ihre Spannung wird zu hoch. Unser schlauer Körper warnt uns durch einen Alarmschmerz vor drohenden Schäden. Ignorieren wir diese Warnung und nehmen einfach Schmerzmittel ein, kommt es durch Verschleiß langfristig zu Schäden an den Gelenken und der Wirbelsäule. Durch die gleichzeitig steigende Übersäuerung gibt es gesundheitliche Probleme von Arthrose bis zu Herzkreislauferkrankungen. Verfilzte Faszien und dauerkontrahierte Muskeln behindern außerdem Ihren Stoffwechsel drastisch.

Auch bei der körperlichen Bewegung gilt: Hören Sie auf Ihren inneren Arzt (31–32). Ihr Körper wird Ihnen immer verlässlich sagen, ob ihm etwas guttut oder nicht. Lernen Sie zu unterscheiden, was eine wohltuende Belastung ist, die durchaus anstrengend sein kann, oder eine gesundheitliche Bedrohung. Es gibt einen Schmerz, der Ihnen sagt: »Stopp! Das ist zu viel. Pause.« Und es gibt das sogenannte Wohlweh, einen angenehmen Schmerz, der anzeigt, wo eine Verspannung oder Verhärtung ist, um sich dann in angenehmer Entspannung aufzulösen.

WORAUF ES ANKOMMT

Damit Sie von Grund auf verstehen, warum wir Faszienyoga-Flows, also *fayo*-Flows für den Bewegungsteil der 10-Tage-Challenge ausgewählt haben, möchte ich Ihnen zunächst die Bedeutung von Myokinen, Engpässen und Faszien beziehungsweise Bindegewebe erklären.

Myokine

Myokine wirken ähnlich wie Hormone als Transmitter und Signalstoffe und haben damit einen großen Einfluss auf Stoffwechsel- und andere Prozesse im gesamten menschlichen Körper. Myokine haben auch eine extrem heilende Kraft auf unseren Körper und werden bei der Bewegung gebildet. Sie sorgen nicht zuletzt für:

- Anregung des Fettstoffwechsels,
- Steigerung des Grundenergiebedarfs,
- Aufbau von Skelettmuskulatur,
- Verbesserung der Durchblutung,
- Anregung des Knochenwachstums,
- Heilung von Entzündungsvorgängen,
- Bildung neuer Gefäße.

Engpässe

Bei den Engpässen handelt es sich um Regionen in unserem Körper, in denen sich unflexible Muskeln und Faszien konzentrieren, weshalb diese nicht mehr so nachgeben können, wie sie es eigentlich sollten. Von diesen neuralgischen Stellen gibt es knapp 30 in

LISA ALBRECHT

Hätte mir mit 18 Jahren jemand verraten, wie ich meinem Körper helfen kann, wäre mir viel erspart geblieben. Als Kind hatte ich Probleme mit meiner Verdauung. Aber wer geht schon wegen Bauchschmerzen zum Arzt? Alles lief also weiter, bis ich auch noch Rückenschmerzen bekam. Irgendwann war der Leidensdruck zu hoch: Ich musste etwas ändern. Meiner Neugierde verdanke ich, was ich heute über Ernährung, Bewegung und Achtsamkeit weiß. Ich habe ganz viel ausprobiert und geschaut, wie mein Körper darauf reagiert. Doch erst seit ich mich rein pflanzlich ernähre, geht es mir richtig gut. Mein Körper dankt

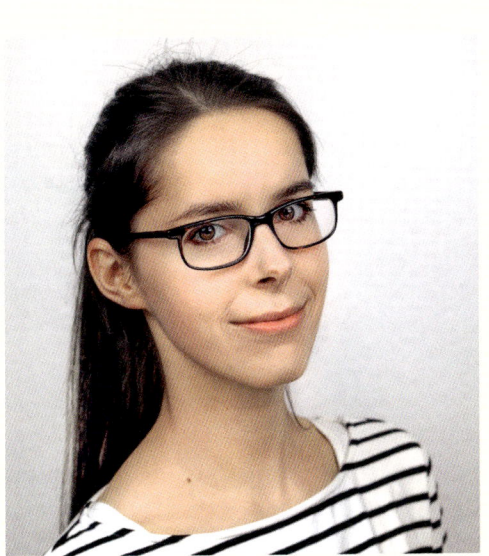

mir die Ernährungsumstellung mit einer guten Verdauung, einem robusten Immunsystem und einem guten Bauchgefühl.

Ich war lange überzeugt, ich müsse mich mit meinen Problemen abfinden. Gymnastik verschlimmerte meinen Zustand häufig, denn ich trainierte Muskeln, die schon überlastet waren. Erst als ich meinen Körper ganzheitlich betrachtete, entwickelte ich ein Verständnis für die Zusammenhänge. Der Körper ist eben keine Maschine. Reparaturen sind nicht so einfach. Es gilt für jedes Problem eine konkrete Ursache zu finden, um eine dauerhafte Besserung zu erzielen.

Die eigene Gesundheit kann nur aufgebaut werden, wenn man etwas regelmäßig tut. Eine gesunde Ernährung kann nur dann ihre Wirkung entfalten, wenn sie zum Alltag wird. Regelmäßige Bewegung macht einen beweglich und schmerzfrei. Wichtig sind auch Zufriedenheit und Selbstliebe, was oft vergessen wird. Wenn Sie mit sich im Reinen sind und wissen, wie Sie sich bei Stress entspannen können, werden Sie gesund bleiben. Alles ist wichtig: Ernährung, Bewegung und Achtsamkeit. Dafür war Petra meine erste Anlaufstelle und lieferte mir sehr viel Inspiration.

- Lifestyle-Blog: www.ichlebegrün.de

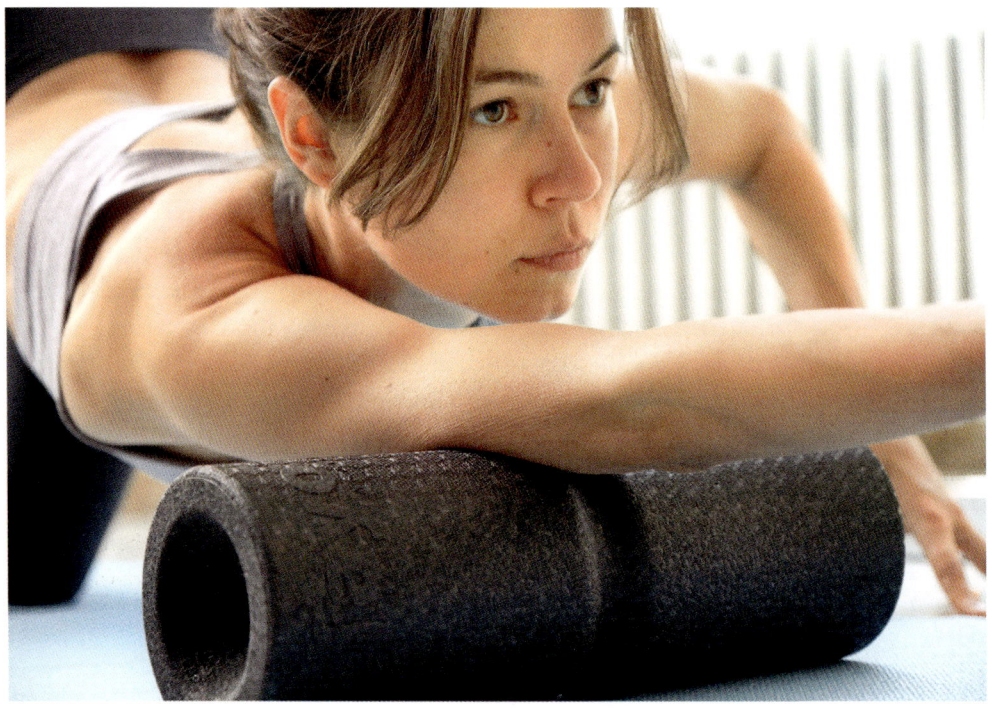

Faszienrolle und -kugel sind ideale Tools für die Selbstmassage des gesamten Körpers und um Verklebungen aufzulösen.

unserem Körper. Diese Engpässe sind verantwortlich für viele Krankheiten, Entzündungsvorgänge, Ablagerungen, Verschleiß und vor allem auch für Schmerzen.

Faszien

Faszien durchziehen den gesamten menschlichen Körper umhüllen die inneren Organe und geben Form und Struktur. Ein anderes, geläufigeres Wort für Faszien ist Bindegewebe. Die Faszien sind also an jeder Bewegung beteiligt und das, was alles im Körper zusammenhält und verbindet. Der Anteil der Faszien in unserem Organismus beträgt immerhin 20 Prozent. Das macht klar, welche Bedeutung das Bindegewebe für unsere Beweglichkeit und unsere Gesundheit hat. Ich bezeichne Faszien gerne als ein »allumfassendes dreidimensionales Spinnennetz«.

Schauen Sie sich beispielsweise eine aufgeschnittene Orange einmal genau an: Was sehen Sie? Ein unregelmäßiges, weißes Gerüst, das der Orange ihre Form verleiht und darüber hinaus die Flüssigkeit und das Fruchtfleisch der Orange in kleinsten Kammern umschließt. Dazu kommt die Zwischenzellflüssigkeit (Extrazellulärflüssigkeit), die dem Saft der Orange entspricht.

Diese Flüssigkeit ist von großer Bedeutung. Mit sieben Litern zirkuliert davon mehr in unserem Körper als Blut. Sie ist unter anderem für den Transport von Nährstoffen in die Zellen und den Abtransport von Zellabfallstoffen und Giftstoffen aus den Zellen verantwortlich. Das Problem sind nun Engpässe und Verletzungen der faszialen Strukturen, weil sie die Flüssigkeit blockieren, ähnlich wie ein Staudamm in einem Fluss. Dazu kommt, dass die Zwischenzellflüssigkeit bei den meisten Menschen durch eine ungeeignete Ernährung und zu wenig Bewegung übersäuert ist und damit eine zu geringe Fließfähigkeit besitzt. Wenn Sie sich richtig ernähren, bewegen und psychisch ausgeglichen sind, ist alles im grünen Bereich. Ihre Faszien sind elastisch, gleitfähig und geschmeidig. Durch einseitige Bewegung, Stress jedweder Art und schlechte Ernährung verfilzen die Faszien jedoch, werden steif, trocken und spröde. Das wird langfristig zum Problem: Es entstehen Herde für Krankheiten und Schmerzen.

TRAINIEREN MIT DER FASZIENROLLE

Was aber kann dabei helfen, diese Verfilzungen des Fasziengewebes zu beheben? Ganz einfach: eine basische Ernährung (siehe Seite 33) und regelmäßige körperliche Bewegung sowie – das empfehle ich sehr – das Training mit einer Faszienrolle. Der Vorteil des Trainings mit der Faszienrolle, beispielsweise beim Faszien-Yoga, ist schnell erklärt: Verfilzungen der Faszien werden abgebaut, Ihre Faszien werden gut durchfeuchtet, Ihre Haut wird schön, und nebenbei können Sie wunderbar entspannen. Folgende Regeln sind beim Training mit einer Faszienrolle unbedingt zu beachten:

- Arbeiten Sie mit möglichst viel Druck.
- Rollen Sie immer mit dem Lymphfluss, also in Richtung zum Herzen.
- Das A und O ist, dass Sie gleichmäßig und langsam rollen und ohne zwischendurch den Druck auf die Rolle zu mindern.

FAYO-ROLLEN

Das Besondere an den *fayo*-Rollen (Bezugsquellen Seite 157) sind die ausgewogene Materialhärte und die Maße. Mit dem harten Kern und der angenehm weichen, mit der Blume des Lebens veredelten, Oberfläche erreichen Sie optimale Ergebnisse bei Schonung sensibler Bereiche. Die *fayo*-Rollen eignen sich prima zur Selbstmassage und natürlich für Fitness-, Yoga- oder Balanceübungen. Sie lösen Verspannungen der Muskeln und Verklebungen der Faszien, schieben den Stoffwechsel an und gleichen die Alltagsbelastungen aus.

WIE FUNKTIONIERT BEWEGUNG?

Über 100 Gelenke sind dafür mitverantwortlich, dass wir unseren Körper in die verschiedensten Richtungen bewegen können. Eigentlich. Denn erschreckenderweise nutzen wir Menschen – seitdem wir aufrecht gehen können und überwiegend sitzen, statt uns zu bewegen – nur einen Bruchteil aller möglichen Bewegungswinkel.

Voraussetzung dafür, dass Sie eine Bewegung ausführen können, ist neben den Gelenken die Kraft. Und diese Kraft kommt aus etwa 600 verschiedenen Muskeln. Jeder dieser Muskeln besteht aus Muskelfasern und Fasziengewebe. Doch wie wird die Muskelkraft auf die Knochen übertragen und dann zu Bewegung? Stellen Sie sich das so vor: Der ganze Muskel wird wie von einem Faszienetz umgeben. Dort, wo ein Muskel endet, vereinen sich Faszien und werden zur Sehne. Diese Sehne ist am Knochen festgewachsen. Bewegung funktioniert also folgendermaßen: Die Kraft der Kontraktion der Muskelfasern wird über die Faszien und Sehnen auf den Knochen übertragen, der dadurch in Bewegung versetzt wird.

Bei Bewegung handelt es sich außerdem um einen Prozess der ständigen Verkürzung auf der einen Seite der Gelenke und Verlängerung auf der anderen. Werden die Muskeln und Faszien nicht immer wieder einmal in ihre volle Länge gezogen, führt das zu Bewegungseinschränkungen, Schmerzen und Verschleiß. Die gute Nachricht: Diese Zugspannungen und Engpässe können Sie mit den fayo-Flows (siehe Seite 79–81) gezielt lösen.

EINSEITIGE HALTUNGEN AUSGLEICHEN

Selbst wenn Sie perfekt ausgerichtet am Schreibtisch sitzen, so verharren Sie dennoch über mehrere Stunden in einer einseitigen Position. Das bedeutet, Sie sollten spätestens nach Ihrer Arbeit, besser sogar zwischendurch, ausgleichende Bewegungen für Ihre Gelenke machen. Beim Sitzen betrifft das hauptsächlich Rumpf, Schultern, Ellbogen, Hüften, Knie und Füße. Und noch ein Tipp: Sind Sie Seitenschläfer? Dann sollten Sie unbedingt auch nach dem Aufstehen Ihre einseitige Haltung mit Bewegung ausgleichen – denn wenn Sie mit angewinkelten Beinen schlafen, sitzen Sie auch noch im Liegen.

TRAININGSHINDERNISSE ÜBERWINDEN

Wer kennt das nicht? Sie sind motiviert, sich zu bewegen, und dann stehen Sie da, mit Seitenstechen, oder Sie bekommen einfach keine Luft mehr, alles krampft. Nach 500 Metern Joggen wollen Sie am liebsten wieder umdrehen, oder die Bewegungen führen zu Schmerzen, beziehungsweise das Einnehmen von Körperpositionen geht nicht, weil die Beweglichkeit eingeschränkt ist. Nachfolgend ein paar Tipps, die helfen, Ihre Ausreden oder Hindernisse beim Joggen oder Ihrer Lieblingssportart zu überwinden.

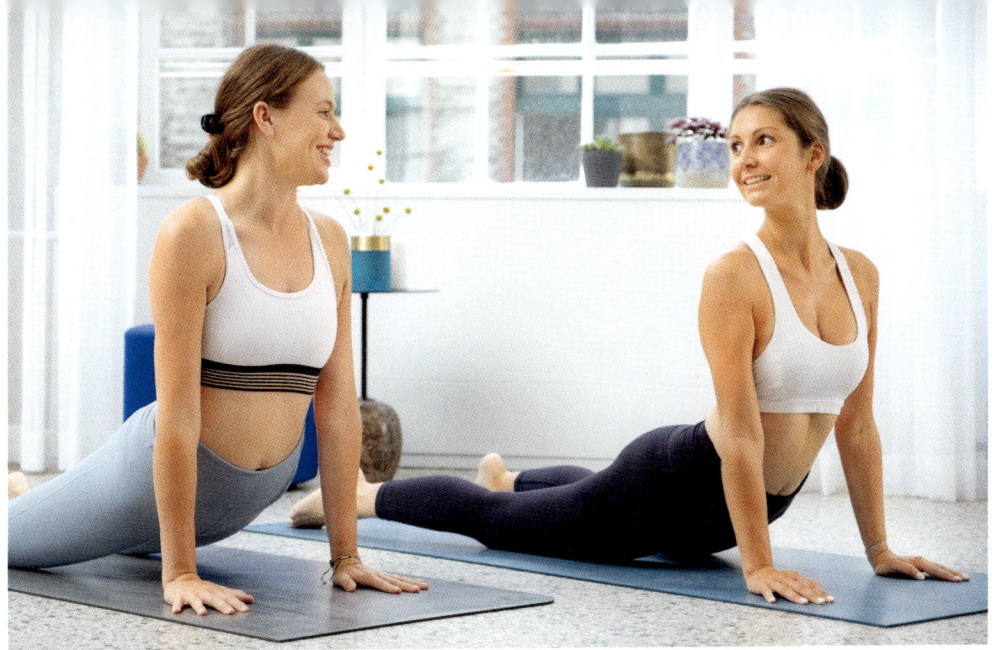

Körperliche Bewegung ist ein Element der Gesundheitsformel und macht sofort glücklich.

Seitenstechen

Bei Seitenstechen hilft ruhiges und bewusstes Atmen. Atmen Sie in den Bauch und schalten Sie einen Gang runter. Es ist ein Zeichen dafür, dass Sie zu schnell und zu unbewusst gestartet sind. Nehmen Sie sich Zeit, sich aufzuwärmen, und trainieren Sie nicht unmittelbar nach einer Mahlzeit. Ich persönlich starte gerne auch nüchtern, mit leerem Magen. Seitenstechen gibt es dann nicht.

Roter Kopf

Bei intensiver sportlicher Anstrengung kann der Kopf durch die Durchblutung rot werden, da die Blutgefäße direkt unter der Haut liegen. Wenn Sie nicht überanstrengt sind, ist das nicht schlimm. Kühlen Sie einfach Ihr Gesicht mit Wasser und legen Sie sich ein kühles Handtuch in den Nacken. Trainieren Sie bei Hitze im Schatten oder frühmorgens.

Plötzlicher Harndrang beim Sport?

Wenn Sie vorher nicht zu viel getrunken haben könnte das bedeuten, dass Sie Giftstoffe ausscheiden. Trinken Sie am besten kurz vor dem Sport nicht zu viel und keine koffeinhaltigen Getränke, besser nur ein Glas Wasser, und essen Sie zwei Stunden vorher nichts.

Ihnen ist schwindelig?

Keine Angst, wer sich stark anstrengt, dem kann das schon mal passieren. Wenn Muskeln und Lunge plötzlich mehr Blut und Sauerstoff benötigen, kann man sich kurzzeitig benom-

ZWÖLF GUTE GRÜNDE FÜR REGELMÄSSIGE KÖRPERLICHE BEWEGUNG

Wenn Sie etwas gerne tun und wissen, wozu es gut ist, dann wird es Ihnen viel leichter fallen. Deshalb hier die wichtigsten Gründe, warum sportliche Bewegung gut für Ihren Körper, Ihre Gesundheit und Ihr Wohlbefinden ist, noch einmal auf einen Blick.

- **Erstens:** Körperliche Bewegung stärkt Ihr Immunsystem, denn beim Sport schüttet der Organismus vermehrt Botenstoffe aus, die im Zusammenspiel mit bestimmten Hormonen Abwehrzellen mobilisieren können. Körperliche Aktivität lässt zum Beispiel die Konzentration von Serotonin im Blut ansteigen, was ebenfalls dazu beiträgt, Ihr Immunsystem zu unterstützen.
- **Zweitens:** Sport hinterlässt Spuren im Erbgut. Regelmäßiges Training modifiziert viele Gene. Das könnte erklären, warum sportliche Aktivität Veranlagungen für bestimmte Krankheiten minimieren kann.
- **Drittens:** Körperliche Bewegung senkt den Blutdruck nachweislich.
- **Viertens:** Sport kann tatsächlich aus depressiven Stimmungen und sogar Depressionen heraushelfen, die Konzentration verbessern und für klare Gedanken sorgen.
- **Fünftens:** Krafttraining und intensive Dehnung sorgen für die Ausschüttung von Myokinen (siehe Seite 54). Sie aktivieren Stoffwechselvorgänge, den Abbau von Fettgewebe und stoppen Entzündungen.

- **Sechstens:** Bewegung verbessert neben Kraft und Ausdauer auch wichtige motorische Fähigkeiten wie Ihr Gleichgewichtsgefühl und Ihr Reaktionsvermögen.
- **Siebtens:** Wer fünfmal pro Woche Sport treibt, wird sein Gewicht reduzieren und formt und strafft seinen Körper langfristig.
- **Achtens:** Das verbesserte Körpergefühl trägt dazu bei, selbstbewusster zu sein und aufrechter durchs Leben zu gehen.
- **Neuntens:** Ein gesundes, elastisches Fasziengewebe schützt Sie vor Verletzungen und beschleunigt Heilungsprozesse.
- **Zehntens:** Durch körperliche Bewegung werden Endorphine, also Glückshormone, ausgeschüttet, die Ihnen mehr Energie schenken, Ihre Ausstrahlung verbessern und Sie strahlen lassen.
- **Elftens:** Regelmäßig körperliche Bewegung baut Stress ab und erhöht Ihre Zufriedenheit in allen Lebensbereichen.
- **Und zwölftens:** Körperliche Bewegung ist nachweislich die beste Anti-Aging-Therapie und schenkt Ihnen viele gute und gesunde Lebensjahre.

men fühlen. Machen Sie einen Schritt langsamer, atmen Sie tief, trinken Sie einen Schluck Wasser, meist verflüchtigt sich der Schwindel von allein. Hilft alles nichts? Dann legen Sie Ihre Beine für einen Moment hoch.

Taube Füße oder Zehen?

Viele denken sofort an die Bandscheiben. Aber keine Bange meist machen Muskeln dicht und klemmen Gefäße oder Nerven ein. Oder Ihre Schuhe sind zu klein oder zu fest geschnürt. Lassen Sie sich in einem Fachgeschäft beraten und bedenken Sie, dass sich bei sportlicher Aktivität Ihre Füße ausdehnen können müssen.

SPORT BEI KRANKHEIT UND SCHMERZEN

Dass sich Sport positiv auf Krankheiten und deren Verläufe auswirkt, ist mittlerweile unumstritten – Schonhaltungen waren gestern! Heute werden körperliche Bewegung und Sport als Pflichtprogramm beispielsweise nach Schlaganfällen oder Krebserkrankungen, begleitend zu Operationen, Strahlen- oder Chemotherapien, sowie bei Angststörungen und Depressionen eingesetzt. Sport trotz oder sogar wegen Krankheit ist also absolut keine Seltenheit mehr. Körperliche Bewegung bringt die Regenerationsprozesse im Körper wieder in Gang! Auch bei Herzkreislauferkrankungen oder Diabetes hat Bewegung eine Effektstärke, die mit Medikamenten vergleichbar ist – völlig nebenwirkungsfrei! Wenn es um Schmerzen geht, stecken bei den meisten betroffenen Menschen Bewegungsmangel oder Fehlhaltungen dahinter, die sich durch regelmäßige Bewegung und die richtige Dehnung selbst lösen lassen. Verspannungen und Schmerzen können sich durch unsere *fayo*-Flows mindern oder ganz verschwinden, weil Verkürzungen aufgelöst und entzündungsbeendende Botenstoffe gebildet werden. Daher kann richtige Bewegung Schmerzen lindern und Heilungsverläufe sogar beschleunigen. Bei Beschwerden sollten Sie sich zunächst sanft und kontrolliert bewegen und sich von Tag zu Tag steigern und verbessern! Der gesamte Bewegungsapparat wird dadurch nach und nach gestärkt, Bindegewebe, Knorpel, Sehnen und Bänder werden durch regelmäßige Bewegung deutlich belastbarer, und Schädigungen werden repariert. So schlau und fähig ist der menschliche Körper! Kontinuität wird belohnt: Nach einigen Wochen regelmäßiger Bewegung wird auch das Herz gestärkt, und ein zu hoher Blutdruck und Blutzucker können gesunken sein – ganz ohne Medikamente! Schon unsere steinzeitlichen Vorfahren mussten gewaltige Strecken zu Fuß gehen, um zu jagen und zu sammeln. Daher sind alle biologischen Zusammenhänge im menschlichen Körper auf die Beanspruchung durch Bewegung ausgerichtet. Sie haben es also selbst in der Hand: Mit Bewegung können Sie Krankheiten besiegen und Ihr Leben verlängern!

STARK UND SCHLANK DURCH YOGA

Asanas beziehungsweise Yogaübungen sind die Grundlagen der fayo-Flows in der 10-Tage-Challenge, denn Yoga legt den Fokus auf das Wesentliche: die Verbindung von Körper, Geist und Seele.

Yoga hilft uns, kraftvolle Qualitäten in uns zu entdecken und zu entwickeln. Und das passiert nicht nur auf körperlicher, sondern auch auf geistiger Ebene. Yoga kann das Wohlbefinden verbessern, aber auch heilen – und das auf verschiedenen Ebenen, je nachdem, welchen Fokus Sie setzen. Jeder Mensch, der Yoga praktiziert, arbeitet an seinen eigenen Zielen, egal ob eher körperlich oder geistig. Dies kann sich von Praxis zu Praxis und je nach Tagesverfassung ändern.

Wer Yoga praktiziert, entwickelt Freundlichkeit, Ruhe, Geduld, Bescheidenheit und Dankbarkeit für alle Beziehungen – in seinem direkten Umfeld und für alle Wesen auf diesem Planeten –, gleichzeitig reduziert er Stress. Wer dies nicht anstrebt, praktiziert kein Yoga, sondern macht Gymnastik. Ein weiterer sehr wichtiger Aspekt: Beim Yoga geht es nicht um Wettbewerb und nicht ums Kräftemessen. Yoga ist ein Weg, um durch Bewegung und Konzentration auf den eigenen Körper und Geist eine Entwicklung anzustoßen, die befreit. Durch mein Wissen und meine Erfahrungen mit Schmerzen und Leid hat die Yogapraxis für mich auch immer

mit einer Entwicklung im Bereich ganzheitlicher Gesundheit zu tun. Das ist mein persönlicher Fokus. Ich möchte Ihnen meine eigene Interpretation von Yoga in diesem Buch vorstellen und hoffe, dass ich vielen von Ihnen einen neuen Weg aufzeige, gezielt an sich zu arbeiten, mit dem höchsten Ziel, Gesundheit anzustreben. Wenn Sie sich darauf einlassen, können Sie nur gewinnen!

YOGA MACHT SCHLAU …

… und hilft Ihnen, Ihren Fokus zu bewahren. Fairerweise muss man sagen, dass sich Sport und körperliche Aktivität ganz allgemein positiv auf das menschliche Gehirn auswirkten. Doch Yoga kann dies intensiver, wenn Sie sich zusätzlich mit Meditation beschäftigen und die Asanas nicht isoliert als reine Gymnastik begreifen.

YOGA ENTSPANNT …

… und hilft Ihnen dabei, Stress abzubauen! Nehmen Sie sich Zeit, um sich mit einer Yoga-Routine immer gezielter bewusst entspannen zu können. Mach Sie dies zur regelmäßigen Morgen- und, oder Abendroutine.

Schließen Sie Ihre Augen, atmen Sie 21-mal ganz bewusst ein und aus und legen Sie dabei Ihre Hände auf den Bauch. Das kann schon helfen, Ihr Stresslevel zu reduzieren.

Ein einfacher Tipp für den Tag: Seien Sie gut zu anderen, schenken Sie Ihren Mitmenschen ein Lächeln, und es wird sich ebenfalls auf Ihre eigene Stimmung übertragen. Zusätzlicher Nebeneffekt: Ihr Stresslevel sinkt und Sie entschleunigen.

YOGA SORGT FÜR BALANCE …

… und Kraft. Dadurch, dass Sie mit Ihrem eigenen Körpergewicht arbeiten und einige Positionen für mehrere Atemzüge halten, lernen Sie sich selbst besser kennen. Sie arbeiten in Bereichen Ihres Körpers, von denen Sie nicht wussten, dass sie existieren. Sie spüren, wie sich durch regelmäßiges Training Ihre Balance und auch die Kraft verändern, auch wenn Sie schon regelmäßig Sport treiben, es ist eine andere Kraft, die Sie mit Yoga trainieren. Das stärkt Sie mental auch in Ihrem Alltag. Sie verändern Ihre Grundhaltung und gehen »aufrichtiger« durchs Leben.

YOGA VERBESSERT DIE KONZENTRATION

Konzentration bedeutet, dass Sie Ihre Aufmerksamkeit auf einen Punkt lenken. In der multimedialen Welt, in der wir heute leben, ist die totale Reizüberflutung und die Tatsache, dass jeder stets und ständig erreichbar sein soll, ein großes Problem. Sich zu konzentrieren, fällt immer schwerer. Oft müssen wir diese Fähigkeit erst wieder erlernen.

Mit dem Fokus auf die Atmung, während der Yogapraxis, lernen Sie, sich Schritt für Schritt wieder auf eine Sache zu konzentrieren. Das hilft Ihnen anschließend auch in Ihrem Alltag. Bald werden Sie merken, dass Sie sich nicht mehr so schnell ablenken lassen.

YOGA FÜR MEHR GEDULD UND GELASSENHEIT

Yoga bedeutet auch, im Hier und Jetzt anzukommen. Diesen Gedanken blenden wir in unserem Alltag viel zu häufig aus. Oft hetzen wir von Termin zu Termin – immer nach dem Motto »schneller, besser, größer«. Im modernen Alltag fehlt uns einfach die Geduld. Eine regelmäßige Yogapraxis ist die beste Möglichkeit, sich komplett dem Moment hingeben zu können. Sie üben Geduld und Zufriedenheit mit dem, was Sie haben. Seien Sie also demütig.

ENTGIFTUNG UND DETOX GANZ NEBENBEI

Um es gleich zu sagen: Natürlich ist es möglich, mit Yoga Gewicht zu verlieren. Allein durch die Anregung der Verdauungsorgane und wenn Sie richtig atmen – durch den verstärkten Zustrom von Sauerstoff –, werden Ihre Entgiftungsorgane, die Leber und die Nieren, stimuliert. Durch die erhöhte Sauerstoffzufuhr wird ganz nebenbei auch noch Ihr Blut gereinigt.

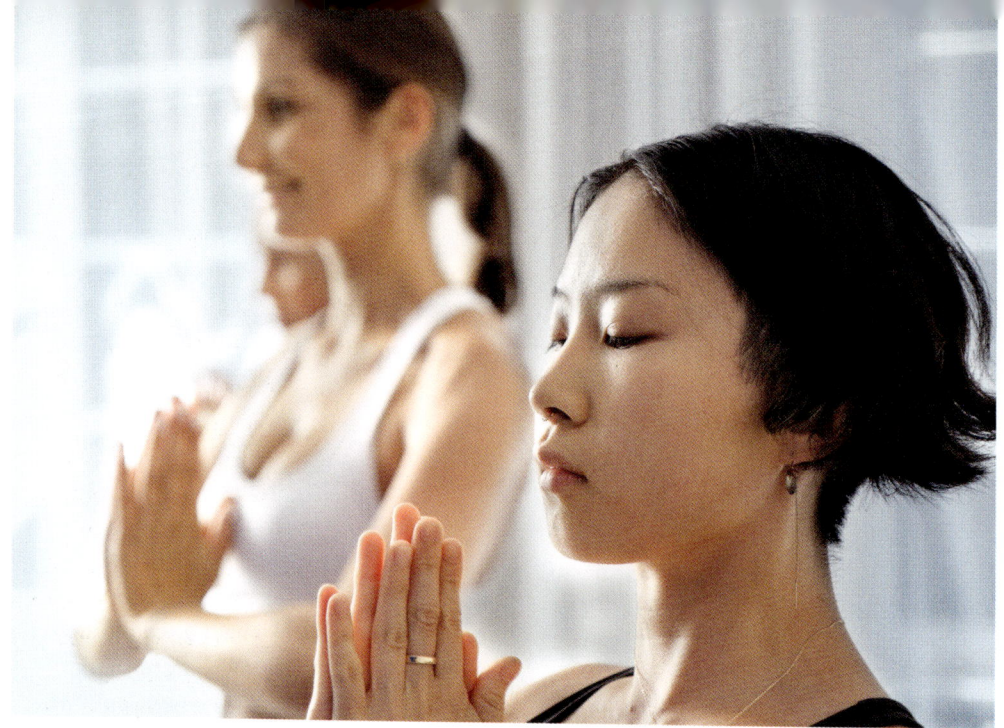

ACHTSAMKEIT

Achtsamkeit praktizieren Sie selbstverständlich bereits, wenn Sie beispielsweise ganz bewusst essen oder völlig bewusst Yoga praktizieren. Dieses dritte Element jedoch ist das alles durchdringende Element der Psyche. Es verbindet die ersten beiden Elemente Ernährung und Bewegung und bringt sich selbst ein. Nutzen Sie alle drei, dann bringt das die Grundrechenarten gründlich durcheinander:

Denn statt 1 + 1 + 1 = 3 landen wir jetzt mindestens bei 9, denn der Synergieeffekt ist ein unglaublicher Turbo für Ihre Gesundheit. Aus meiner ärztlichen Tätigkeit weiß ich, wie extrem schädigend sich beispielsweise Stress auf unsere körperliche und seelische Gesundheit auswirkt. Schon wenn es Ihnen gelingt, diesen psychischen Negativeinfluss deutlich zu reduzieren, haben Sie sehr viel gewonnen.

Stress beutelt nämlich das Immunsystem ganz gewaltig. Zeit also, ihn abzustellen – mit Achtsamkeit geht das!

ACHTSAMKEIT, WAS IST DAS?

Um zu verstehen, was Achtsamkeit ist, beginnen Sie mit einer kleinen Übung:

- Setzen Sie sich dazu bequem und aufrecht hin, schließen Sie für eine Minute die Augen, atmen Sie dabei ruhig und beständig weiter und denken Sie einfach mal – nichts.
- Lassen Sie aufkommende Gedanken einfach vorbeiziehen.
- Sollte Ihnen das sehr schwer fallen, konzentrieren Sie sich auf Ihre Atmung und sprechen Sie in Gedanken beim Einatmen das Wort »ein« und beim Ausatmen das Wort »aus« mit.

Genau um diese Momente der bewussten Entspannung und Gelassenheit geht es – vollkommene Momente im Hier und Jetzt! Den Verstand einfach mal in die Pause schicken und dem D-Zug des Alltags entkommen. Sie können Achtsamkeit lernen. Alles was Sie brauchen, finden Sie bei sich selbst.

Achtsamkeit ist kein Trend

Diese Praxis aus dem Buddhismus ist eine bewusste innere Haltung. Vor 2500 Jahren zog in Indien ein junger Mann aus wohlhabender Familie namens Siddhartha Gautama in die Fremde. Besser bekannt als Buddha. Er war auf der Suche nach einem Weg, der den Menschen aus der Leidhaftigkeit des Daseins befreit. Schon damals lehrte er, dass wir deshalb innerlich in Stress geraten, weil wir einerseits ständig auf der Suche nach wohltuenden Erfahrungen sind und andererseits die unangenehmen Erfahrungen vermeiden und verdrängen. In der östlichen Welt gehören Achtsamkeits- und Meditationspraxen ganz selbstverständlich zum Leben dazu. Sie bilden die Basis für ein glückliches, zufriedenes Leben. Die westliche Welt hingegen braucht zunächst die Wissenschaft, um von etwas überzeugt zu sein (siehe Seite 72–73).

Achtsam zu sein heißt, sich voll auf den Moment zu konzentrieren, zuzuhören und zu beobachten, ohne Dinge dabei zu beurteilen oder zu bewerten. Wenn wir achtsam sind, machen wir uns bewusst, was passiert – um uns herum und in uns selbst. Es gilt, offen, neugierig und entspannt das Hier und Jetzt zu erleben, statt sich über Vergangenes zu ärgern (»Hätte ich bloß …«) oder über Zukünftiges zu grübeln (»Wie soll das werden?!«).

Achtsamkeit steigert das Selbstvertrauen!

Durch Achtsamkeit lernen Sie, ruhig zu bleiben und abzuwarten, bevor Sie reagieren. So werden Sie auch in Stress- oder Krisensituationen gelassener und souveräner – und handeln nicht reflexartig, automatisiert oder gar impulsiv. Das klingt einfach, man muss es aber zunächst üben. Das Geheimnis ist, der Intuition zu vertrauen und auf das Bauchgefühl zu hören. Übernehmen Sie die Verantwortung für Ihr Tun und verfallen Sie nicht in Automatismen, die Sie im Alltag wie einen unbewussten Roboter agieren lassen.

IST ACHTSAMKEIT ETWAS FÜR MICH?

Sie möchten Ruhe und Entspannung finden, Ihre Kommunikation und soziale Kompetenz verbessern, wollen stressresistenter werden und hinderliche Verhaltensmuster ändern? Sie möchten Ihre eigene Körperwahrnehmung verändern, Schmerzen und innere Konflikte loswerden? Sie sind auf der Suche nach Glück und Zufriedenheit? Wenn Sie nur eine dieser Fragen mit Ja beantworten, kann ich Ihnen versichern, dass Sie es mithilfe der Achtsamkeit hinbekommen!

Gefangen im Alltagsstress?

Schon am frühen Morgen sind Sie mit Ihren Gedanken auf der Arbeit, beim Meeting, bei irgendwelchen To-do-Listen oder bei der Abendplanung. Das moderne Leben ist gekennzeichnet durch Komplexität, Veränderung, Informationsvielfalt und dem ständigen Anspruch nach Flexibilität und High-Performance. Da ist man schnell gestresst und gehetzt, weil man überall zugleich sein will und dabei nirgendwo wirklich ankommt.
Statt zu entschleunigen, Pausen einzulegen, um mit neuer Energie durchzustarten, kommt immer mehr dazu, das den Druck immer weiter erhöht. Der Preis, den wir dafür bezahlen, ist hoch, denn das Leben zieht in einem unglaublichen Tempo an uns vorüber.

REIZÜBERFLUTUNG

Ein weiterer Grund, warum wir die Achtsamkeit möglicherweise aus den Augen verloren

MULTITASKING – EIN IRRWEG

Sagen Sie der Illusion des Multitaskings den Kampf an. In Wirklichkeit ist nämlich kein Mensch dazu in der Lage, zwei, drei oder mehrere Dinge mit voller Aufmerksamkeit und Präzision gleichzeitig zu meistern. Statt zeitsparend alle Aufgaben und Tätigkeiten unter einen Hut zu bekommen, kostet Multitasking immer mehr Zeit und bringt viele Fehler mit sich. Viele Dinge gleichzeitig zu tun, ist für unser Gehirn ein Ding der Unmöglichkeit. Ganz im Gegenteil. Ihre Konzentration leidet erheblich, denn Sie müssen jedes Mal umswitchen und neue Konzentration aufbauen. Der mentale Aufwand ist dabei extrem hoch.
Auch wenn Multitasking täglich gefordert wird: Überfordern Sie sich nicht! Langfristig ziehen Sie den Kürzeren. Konzentrieren Sie sich auf eine Sache und machen Sie diese richtig. So werden Sie effizienter und leistungsfähiger. Das ist der erste Schritt in ein achtsames Leben.

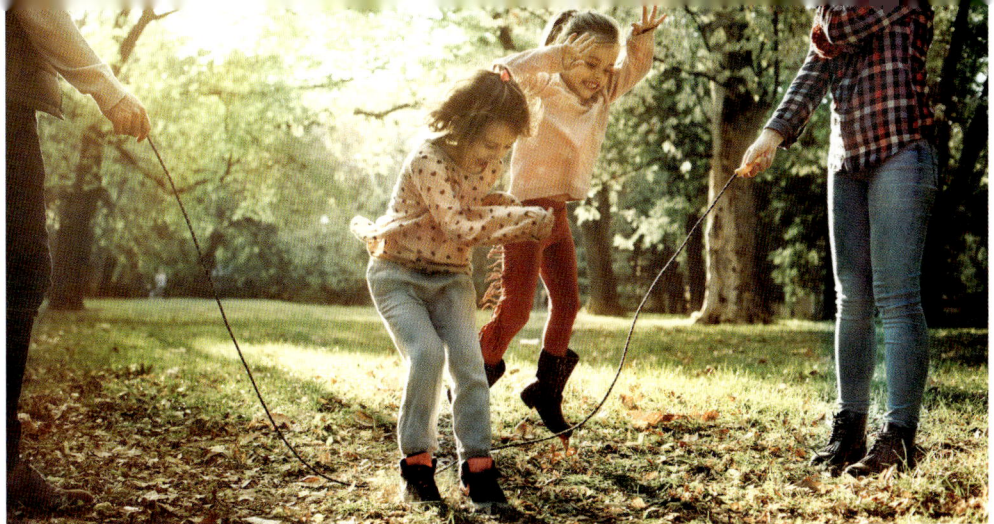

Als wir noch Kinder waren, ist es uns spielend leichtgefallen, ganz im Hier und Jetzt zu leben.

haben, ist die tägliche Reizüberflutung, der wir durch Smartphone, Facebook, Instagram und Co. ausgesetzt sind. Dazu kommen die immer höheren Ansprüche, die im Arbeitsalltag und im Beziehungsleben an uns gestellt werden. Folgen sind Erkrankungen, die längst nicht mehr nur den Körper betreffen, sondern sich vor allem in unserer Seele breitmachen. Diagnosen wie Burnout sind in aller Munde, auch Depressionen nehmen vermehrt bei jungen Menschen zu. Außerdem ist ein Anstieg der Angststörungen und Panikattacken zu beobachten. Der Konsum ärztlich verordneter Antidepressiva beispielsweise hat sich seit 2007 in Deutschland mehr als verdoppelt.

Zum Glück lässt sich gleichzeitig erkennen, dass sich das Bewusstsein für diese Erkrankungen und auch der Umgang damit positiv verändern. Betroffene fühlen sich weniger stigmatisiert, wissen oft, dass etwas nicht stimmt, und lassen Hilfe zu.

STEIGERN SIE IHRE LEBENSQUALITÄT

Hier können Sie von Kindern lernen, die noch im Augenblick leben. Je älter wir werden, desto mehr verlieren wir diese natürliche Fähigkeit. Deshalb sollten Kinder uns hier ein Vorbild sein. Das Leben besteht aus einer Aneinanderreihung von Augenblicken. Die Fähigkeit zu entwickeln, die jeweiligen Momente bewusst und wertfrei wahrzunehmen, ist eine große Bereicherung für Ihr alltägliches Leben. Während die Vergangenheit eine Sammlung mehr oder weniger verschwommener Erinnerungen ist, besteht die Zukunft aus bloßen Vermutungen und Projektionen. Wenn wir mit den Gedanken ständig in Erinnerungen schwelgen oder uns den Kopf über ungelegte Eier zerbrechen, verlernen wir, in

SCHRITT FÜR SCHRITT MEHR ACHTSAMKEIT

Um Sie langsam an ein achtsames Denken heranzuführen, habe ich hier die wichtigsten Grundhaltungen der Achtsamkeit für Sie zusammengefasst.

ANNEHMEN, WAS IST

Viele Menschen neigen dazu, das zu wollen, was sie nicht haben, und das, was sie haben, abzutun. Diese Zerrissenheit macht ganz automatisch unglücklich. Seine Situation zu akzeptieren, ist daher die wichtigste Grundhaltung der Achtsamkeit. Das bedeutet auch, sich selbst und anderen gegenüber offen zu sein. Auf diese Weise gelingt es Ihnen, auch Situationen, die vielleicht ungewohnt oder herausfordernd sind, mit Gelassenheit zu begegnen. Diese Anerkennung kann Ihnen helfen, den eigenen Widerständen und Unvollkommenheiten bewusst zu begegnen und im nächsten Schritt mit etwas Abstand eine neue Perspektive einzunehmen.

Wenn Sie also im Stau stehen, dann halten Sie einen Moment inne und sagen Sie sich: »Es ist, wie es ist!«, statt sich aufzuregen. Denn was können Sie in diesem Moment wirklich ändern? Nutzen Sie die Gelegenheit für eine Atemübung oder um die Musik aufzudrehen und mitzusingen.

Oder wenn Sie trotz To-do-Liste mal wieder nicht wissen, wo Ihnen der Kopf steht, halten Sie inne und sagen Sie zu sich selbst: »Es ist, wie es ist!« Anschließend überlegen Sie ganz in Ruhe, wie Sie Ihre Erledigungen oder Arbeitsaufgaben besser strukturieren oder vielleicht auch minimieren können.

BEWERTEN SIE NICHT

Ertappen Sie sich auch manchmal dabei, wie Sie sich über andere Menschen ein Urteil bilden oder sich mit ihnen vergleichen? Meist geschieht dies jedoch so unbewusst, dass wir gar nicht bemerken, wie sich unsere subjektive Sicht mit der Realität vermischt. Schärfen Sie also ab sofort Ihre Wahrnehmung und werden Sie sich dieser Verhaltensweise bewusst. Das funktioniert folgendermaßen: Halten Sie inne und grenzen Sie sich von der Bewertung oder Urteilsbildung ab. Vielleicht kann es Ihnen helfen, einen Schritt aus der Situation zurückzugehen und das Geschehene neu zu betrachten. Diesmal wertfrei, offen und annehmend.

In zwischenmenschlichen Beziehungen können durch diese Distanz zur Situation oft Konflikte gelöst werden, bevor sie entstehen. So kann etwa die unerwartete Reaktion eines Kollegen oder Ihres Partners durhaus nichts mit Ihnen zu tun haben. Sie wissen schließlich nie, was in Ihrem Gegenüber vorgeht und was dessen Unzufriedenheit, Unsicherheit oder Launen für einen Ursprung haben.

LASSEN SIE LOS

Unser Verhalten und unsere Gedanken sind vor allem stark geprägt durch vergangene Beziehungserfahrungen, verpasste Chancen, durchlebte Krankheiten, negative Erfahrungen und Traumata. Wenn man jedoch an Altem festhält und sich an der Vergangenheit festklammert, versperrt man sich den Raum für neue Erfahrungen. Deshalb ist es unglaublich wichtig zu lernen, die Dinge loszulassen. Diese Überwindung setzt voraus, das Geschehene anzunehmen und sich dem zu stellen. Denn das Loslassen ist nicht zu verwechseln mit dem Verdrängen. Loslassen bedeutet Entspannung, den inneren Kampf zu beenden und mit Akzeptanz dem Geschehen gegenüberzustehen. Der Weg des Loslassens führt also zu der Annahme von all den Gedanken und Gefühlen, die Sie jetzt haben, also der bewussten Annahme Ihrer Lebenssituation, wie sie hier und jetzt ist.

VERTRAUEN SIE SICH

Die kritische Stimme im Kopf sagt Ihnen vielleicht, dass Sie für das Ganze hier keine Zeit haben oder es sowieso einfach gar nicht können, warum dann damit anfangen. Hören Sie auf, sich mit dieser Stimme zu identifizieren, und fangen Sie an, in sich selbst und die eigenen Fähigkeiten zu vertrauen. Sie sind nicht diese Stimme, und Sie KÖNNEN garantiert all das umsetzen, was ich Ihnen in diesem Buch ans Herz lege. Wenn Sie Vertrauen in sich selbst und Ihre Gefühle entwickelt haben, sind Sie in der Lage, Verantwortung für Ihr eigenes Dasein zu übernehmen. Je mehr Vertrauen Sie sich selbst zu schenken vermögen, desto leichter können Sie Ihren Mitmenschen mit Vertrauen begegnen. Misstrauen ist die Quelle für Angst. Und davon wird viel zu viel verbreitet. Kehren Sie der Angst den Rücken, indem Sie vertrauen. Ein unglaubliches Experiment – Sie werden sehen, was das für wundervolle Überraschungen in Ihrem Leben für Sie bereithält.

ÜBEN SIE GEDULD

Rom wurde nicht an einem Tag erbaut. Erwarten Sie also nicht, dass Sie von heute auf morgen ein neuer Achtsamkeitsguru werden. Es ist nicht leicht, die Achtsamkeitspraxis in einer Welt des ständigen Wandels zu kultivieren. Doch seien Sie ehrgeizig und streben Sie danach. Neurowissenschaftler konnten nachweisen, dass man 60 Impulse benötigt, um eine Verhaltensänderung zu erzielen. Es ist also ein natürlicher Prozess des Wandels. Gehen Sie behutsam mit sich um und seien Sie nicht zu streng mit sich, wenn Sie sich bei unachtsamem Handeln ertappen. Allein die sensibilisierte Wahrnehmung ist ein Fortschritt. Bleiben Sie gelassen und zuversichtlich und üben Sie Schritt für Schritt weiter. Jede Minute ist wertvoll, jede Minute ist wirksam!

der Gegenwart präsent zu sein. Das Hier und Jetzt zieht an uns vorbei, und wir wundern uns, wie plötzlich schon wieder Monate oder gar Jahre an uns vorbeigezogen sind. Nehmen Sie das Leben also so, wie es ist.

BEFREIEN SIE SICH VON BALLAST

Es gibt so viele Dinge, die wir besitzen, doch eigentlich gar nicht brauchen! Ich spreche von all dem Ballast, den man über Jahre ansammelt, der nur im Weg steht und den man eigentlich gar nicht braucht. Es hat einige Zeit gedauert, bis ich die Worte »weniger ist mehr« verstanden habe. Wir alle hängen ein wenig an verschiedenstem unnötigen Ballast, weg damit. Stück für Stück bin ich ihn losgeworden: Zuerst habe ich meinen Kleiderschrank entrümpelt und konnte damit vielen anderen Menschen eine Freude bereiten. Und so ging es weiter bis hin zu meinen Büchern, an denen ich wirklich hänge, aber ich hatte die wichtigsten in doppelter Ausführung, damit im Fall … Welch ein Unsinn. Ich habe so viel Überflüssiges im Laufe meines Lebens gehortet. Immer im Glauben, irgendwann kannst du es vielleicht noch gebrauchen. Das Irgendwann kam aber nie – und als ich das gefühlt habe, war es ganz einfach. Heute verabschiede ich mich sicherlich jeden Tag in kleinen Schritten von »Habseligkeiten«, die mich keineswegs »seliger« machen. Versuchen Sie es, indem Sie ganz bewusst, also achtsam vielleicht die erste Schublade aufräumen, in der Sie alles verstaut haben, was sonst nicht so richtig Platz hatte. Einmal angefangen, werden Sie fühlen, wie viel leichter sich das Leben anfühlt und wie viel achtsamer Sie auch beim nächsten Einkauf werden. Und vielleicht entdecken Sie ja auch einen kleinen Minimalisten in sich.

DER WEG IST DAS ZIEL

Wie schon der chinesische Weise Konfuzius gesagt hat, ist der Weg das Ziel. Formulieren Sie also ein oder mehrere Ihrer Ziele – fangen Sie klein an und werden Sie nicht zu übermütig –, an deren Verwirklichung Sie arbeiten möchten. Was wünschen Sie sich? Was soll sich verändern? Bleiben Sie optimistisch, aber auch realistisch. Schreiben Sie Ihre Wünsche und Ihre Ziele auf ein Blatt Papier und legen Sie es an Ihr Bett. Das wird Sie morgens und abends erinnern und die Motivation für eine kontinuierliche Praxis stärken. Allerdings gibt es Ziele, denen wir uns ein Leben lang annähern – ohne sie womöglich erreichen zu können. Erwarten Sie also nicht, mit etwas Meditation über Nacht etwas Bestimmtes zu erreichen. Freunden Sie sich lieber mit Ihrem inneren Schweinehund an und führen Sie ihn öfters mal aus. Vielleicht bemerken Sie noch einige Widerstände oder Vorurteile, vielleicht sind Sie bisher aber auch einfach etwas träge und bequem gewesen. Nehmen Sie diese Zustände bei sich wahr,

JIL ZELETZKI

Nachdem ich die Pille abgesetzt hatte, ging es mir schlecht: Gewichtszunahme, Akne, Verdauungsprobleme, Wassereinlagerungen, erhöhte Leberwerte, Schilddrüsenunterfunktion. Statt Hormone zu nehmen, forschte ich nach natürlichen Heilmethoden. Dabei stieß ich immer wieder auf vegane Ernährung als mögliche Lösung. Ich ernährte mich zwar bereits recht gesund, aber ich aß Eier, Fisch und Fleisch und trank Milch. Also beschloss ich, auf tierische Produkte ganz zu verzichten. Im Mai 2014 begann ich mich nach dem 80/10/10-Prinzip vegan zu ernähren, also 80 Prozent Kohlenhydrate, zehn Prozent Fett und zehn Prozent Proteine. Zudem verzichte-

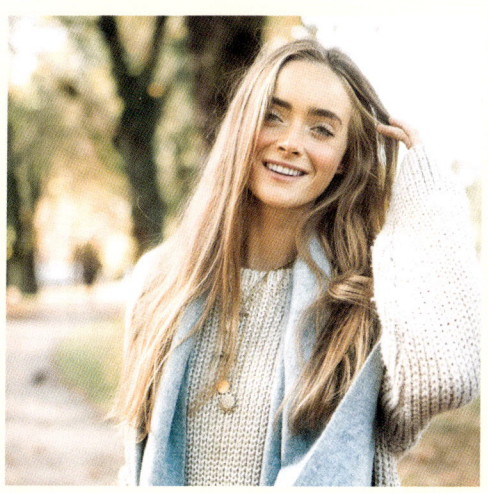

te ich auf Öl, Gluten, Industriezucker und Alkohol. Schon nach wenigen Wochen ging es mir besser: Ich hatte mehr Energie, meine Verdauung funktionierte, und ich fühlte mich insgesamt viel wohler. Nach vier Monaten ließ ich meine Blutwerte checken – sie waren wieder okay. Zu dem Zeitpunkt gab es sowieso kein Zurück mehr: Vegane Ernährung war nicht mehr nur die Lösung für meine gesundheitlichen Probleme – auch ethisch und ökologisch schien sie mir sinnvoll. Ende 2015 begann ich intuitiv mit Intervallfasten. Ich esse seither die erste Mahlzeit erst gegen Mittag. Meine Akne ist weg, und ich halte mein Wohlfühlgewicht. Heute bin ich gesund und schlank – allein durch pflanzliche Ernährung! Die war auch der Beginn einer Reise zu mir selbst, zu innerem Frieden und Liebe. Ganz bewusst etwas für mich zu tun, half mir, einen achtsamen Umgang mit mir selbst zu finden. Ich hatte viele Jahre mit selbstverletzendem Verhalten zu tun, daher ist es für mich immer noch ein Wunder, dass ich heute Liebe und Akzeptanz mir selbst gegenüber habe und andere inspirieren kann. Wie gut, Petra an meiner Seite zu wissen.

- Blog: www.jilicious-journey.com
- Instagram: @jiliciousjourney
- Youtube: Jilicious Journey

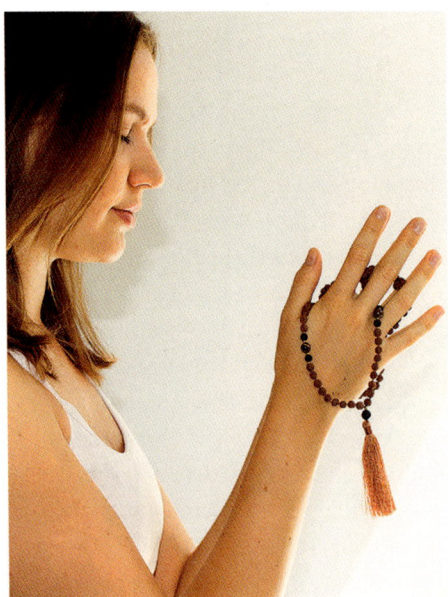

Bleiben Sie gelassen und versuchen Sie, jeden Moment bewusst und offen zu erleben.

nehmen Sie diese an und finden Sie den Weg, sie zu transformieren.

Was sagt die Forschung?

Dass sich Meditation positiv auf die geistige und körperliche Gesundheit auswirkt, ist inzwischen wissenschafltlich bewiesen. Doch auf welche Bereiche genau? In den vergangenen Jahren hat sich die Forschung mit vielen Themen rund um Achtsamkeit und Meditation beschäftigt. Erforscht wurden unter anderem ihre Wirkungen auf Suchtverhalten, verschiedene körperliche und psychische Erkrankungen, Partnerschaft oder Leadership.

Inzwischen konnte die enorme Bedeutung der Achtsamkeitspraxis für unsere Gesundheit und unser Wohlbefinden durch viele wissenschaftliche Studien untermauert werden. Allen voran begann in den 1970er-Jahren der amerikanische Verhaltensmediziner Prof. Dr. Jon Kabat-Zinn seine in Asien gesammelten Erfahrungen mit Meditationen und dem Hatha-Yoga zu evaluieren. Die Verhaltensmedizin sieht den Menschen als eine untrennbare Einheit, bestehend aus Körper, Geist und Umwelt. Danach kann ein körperliches Symptom Ausdruck eines Ungleichgewichts im psychischen und sozialen Lebensbereich sein. Viele Studien werden mit Teilnehmern des von Jon Kabat-Zinn entwickelten medizinischen Achtsamkeitstrainings MBSR (*Mindfulness Based Stress Reduction*) durchgeführt. Im Rahmen dieses Programms werden die Teilnehmer über acht Wochen durch Meditation, Yoga und Bodyscans mit dem Thema Achtsamkeit vertraut gemacht. MBSR findet heute Anwendung in Kliniken und Zentren auf der ganzen Welt. Aufgrund seiner weiten Verbreitung erlaubt es somit eine relativ große Stichprobe für wissenschaftliche Untersuchungen zu Achtsamkeit.

Was die Wissenschaft belegt, ist schön und gut und bietet uns vor allem einen zusätzlichen Motivationsschub. Doch am Ende muss es sich für den Einzelnen gut anfühlen. Buddha legte großen Wert auf die persönliche Erfahrung, im Gegensatz zum blinden Glauben und Übernehmen, ohne selbst die Dinge zu prüfen. Ich möchte Sie einladen, das eigene Innerste und zugleich die höchste Autorität ohne Selbstzweifel, sondern mit vollem Vertrauen und Bewusstsein anzustreben. Machen Sie Ihre eigene Erfahrung und beginnen Sie mit dem ersten Schritt auf Ihrem eigenen Weg – vielleicht begegnen Sie Ihrer Seele.

ACHTSAMKEIT IM ALLTAG

Achtsamkeit ist eher eine Haltung als eine Fertigkeit. Um konstante Achtsamkeit zu etablieren, ist es ganz besonders wichtig, dass es Ihnen gelingt, Ihre Achtsamkeitsübungen ganz individuell in Ihren Alltag zu integrieren. Deswegen unterscheide ich nicht im Voraus zwischen Achtsamkeit im Alltag oder anderen Szenarien, die Ihren Alltag ausmachen. Denn wie der aussieht, ist bei jedem Menschen schließlich individuell ganz unterschiedlich. Durch Achtsamkeit verfügen Sie über eine Mentaltechnik, mit der Sie jeden Tag aufs Neue Ihren individuellen Alltag – sei es auf

der Arbeit, im Urlaub, beim Sport oder beim Essen – bereichern können.

Durch Achtsamkeit gewinnen Sie Lebensqualität: Die kurzen Achtsamkeitsübungen nehmen kaum Zeit in Anspruch, und mit ein bisschen Praxis werden sie zur Selbstverständlichkeit, wie das Zähneputzen.

ACHTSAMKEIT IM JOB

Eine der wohl größten Herausforderungen in Ihrem alltäglichen Leben stellt der Arbeitsplatz dar. Schließlich verbringt der Deutsche im Schnitt acht volle Jahre seines Lebens auf der Arbeit. Damit sich diese acht Jahre nicht wie achtzehn anfühlen, ist es wichtig, dass Sie während der Arbeitszeit auf Ihre körperlichen und seelischen Bedürfnisse achten und auch auf sie hören.

Pausen (nicht zu verwechseln mit Trödeln oder Faulenzen) haben völlig zu Unrecht einen schlechten Ruf. Bauen Sie kleine Erholungspausen ein und erlauben Sie Ihrem

ÄNDERN SIE DIE DENKRICHTUNG

Nicht jeder Stress ist schlecht? Stimmt tatsächlich. Wir brauchen Herausforderungen, an denen wir wachsen können, und Probleme, für die wir eine Lösung finden müssen. Doch machen wir oft das Problem zum Problem und fokussieren dieses, anstatt nach vorne zu blicken, aktiv zu werden und lösungsorientiert zu handeln. Zahlreiche wissenschaftliche Studien untersuchten den Zusammenhang einer regelmäßigen Meditationspraxis und der Cortisolkonzentration im Blut und konnten feststellen, dass neben einer gesunden Ernährung und sportlicher Bewegung Meditation den Cortisolspiegel deutlich senkt. Durch Meditation und Achtsamkeitsübungen können Sie die Denkrichtung ändern.

Körper zwischendurch etwas Zeit, um zu regenerieren. Das verbessert Ihre Konzentrations- und Leistungsfähigkeit. Sie haben mehr Energie und gute Laune und Sie beugen Flüchtigkeitsfehlern vor. Als Faustregel gilt:

- nach 45 Minuten: fünf Minuten Pause.
- nach 90 Minuten: zehn Minuten Pause.
- nach vier Stunden: 40 Minuten Pause.

Diese Auszeitintervalle senken nachweislich den Stresspegel. Wechseln Sie für einen Moment das Setting, am besten gehen Sie an die frische Luft. So tun Sie sich selbst und Ihrem Arbeitgeber einen Gefallen!

SCHLUSS MIT MULTITASKING

Konzentrieren Sie sich während Ihrer Arbeit auf eine Sache, statt dem Multitasking-Wahn zu verfallen. Trinken Sie Ihre Tasse Tee oder Kaffee achtsam und genussvoll und checken Sie erst danach die nächste E-Mail. Ein Post-it am Rechner hilft Ihnen, sich an die kleine

Achtsamkeitspause zwischendurch zu erinnern. Nutzen Sie den Übergang eines Arbeitsschrittes und schließen Sie zwischendurch für einen Moment die Augen, atmen Sie bewusst zehnmal tief ein und langsam aus. Hätten Sie gedacht, dass Gehen auch Meditieren sein kann? Ihr Weg zum Kopierer, zur Kaffeemaschine oder zur Toilette bietet sich hervorragend für eine Gehmeditation an (siehe Seite 104–105). Denn im Grunde kann alles als Form der Meditation bezeichnet werden, bei dem Sie mit voller Aufmerksamkeit und Ihrem Gewahrsein bei einer Sache sind, ohne sich von äußeren Umständen oder abschweifenden Gedanken ablenken lassen.

DER WEG ZUM GLÜCK

Gönnen Sie Ihrem Verstand mal eine Pause und hören Sie wieder mehr auf Ihr Herz- und Bauchgefühl. Brechen Sie aus dem Hamsterrad aus und schicken Sie den Autopiloten in den Urlaub. Ein Bewusstsein für sich selbst,

ZEHN MINUTEN TÄGLICH – SIE KÖNNEN NUR GEWINNEN!

Sie bekommen vielleicht allmählich ein Gefühl für die Relevanz von Achtsamkeit und Meditation im Alltag. Erreichen Sie erst gar nicht den Peak Ihres Stresslevels und entwickeln Sie einen langfristig gelassenen und vor allem gesunden Umgang mit Ihrem Stresserleben. Dass die zehn Minuten, die Sie sich dafür Zeit nehmen müssen, keine Zeitverschwendung sind, sondern eine Bereicherung, werden Sie in kürzester Zeit feststellen.

Es kommt auf die kleinen Dinge an. Die kleinen Dinge im Leben bilden das große Ganze. Alles, was Sie täglich tun, bestimmt in unterschiedlichem Ausmaß Ihr Wohlbefinden. So werden auch Sie es auf Ihrem persönlichen Weg zum Glück finden können.

das eigene Handeln und seine Umwelt zu entwickeln, ist eine der entscheidendsten Schritte für ein Leben in Zufriedenheit und Glück. Beginnen Sie mit einer täglichen Achtsamkeitsübung, konzentrieren Sie sich wieder auf das Wesentliche und lassen Sie sich davon durch nichts abbringen. In der 10-Tage-Challenge lernen Sie zehn Achtsamkeitsübungen kennen, die Ihr Bewusstsein verändern werden und Sie glücklich machen.

Der Weg zum Glück auf einen Blick

Und damit Sie die Schritte für Ihren Weg zum Glück immer vor Augen haben, hier die wichtigsten Punkte:

- Schalten Sie den Autopiloten ab.
- Ziehen Sie den Stecker und machen Sie sich von äußeren Stressoren und Druck frei.
- Begegnen Sie sich selbst und Ihren Mitmenschen mit Mitgefühl und Offenheit.
- Schaffen Sie positive Beziehungen.
- Setzen Sie sich realistische Ziele. Schreiben Sie sich Ihre Ziele auf. Konkretisieren Sie sie inklusive aktivem Zeitmanagement.
- Praktizieren Sie aktive Selbstfürsorge: Was brauche ich? Sie dürfen Hilfe annehmen!
- Finden Sie Ihre Ressourcen und Ihre Kraftquellen, die Ihnen Stabilität bringen.
- Selbsterfahrung statt Selbstvermeidung führt zur Selbstheilung.
- Akzeptieren Sie sich so, wie Sie sind: mit all Ihren Eigenheiten und Emotionen.
- Essen Sie frische Lebensmittel.

- Bewegen Sie sich!
- Entrümpeln Sie – im Innen wie im Außen.

Zum guten Schluss

Der wohl bedeutendste Psychotherapeut unserer Zeit Irvin D. Yalom schrieb in seinem Bestseller *Und Nietzsche weinte*: »Nietzsches Botschaft an uns war, das Leben so zu leben, dass wir bereit wären, es auf dieselbe Weise ewig zu wiederholen.« Also seien Sie voller Neugier, probieren Sie Dinge aus und erleben Sie mit all Ihren Sinnen jeden Moment im Hier und Jetzt. Entscheiden Sie sich für ein Leben in Achtsamkeit. Einmal täglich üben ist besser als keinmal, und zehnmal täglich ist besser als fünfmal. Bleiben Sie dabei, üben Sie aktiv Ihr Leben zu erleben und hören Sie auf Ihren inneren Arzt (siehe Seite 31–32). Mit Abschluss dieses Kapitels haben Sie nun den vollständigen Überblick über die drei tragenden Inhalte der Gesundheitsformel: Ernährung + Bewegung + Achtsamkeit. Eigentlich ganz einfach oder? Wahrscheinlich fragen Sie sich jetzt: »Wie setze ich das nun am besten um?« Die Antwort ist: »Es ergibt sich aus Ihrem Tun.« Aus diesem Grund haben wir für Sie die 10-Tage-Challenge entworfen, mit der wir Ihnen den Einstieg erleichtern möchten. Halten Sie sich in diesen zehn Tagen an das, was wir Ihnen vorschlagen und ich bin mir sicher, Sie wissen danach, was zu tun ist. Vertrauen Sie auf Ihr Gefühl, Ihren Wahrnehmungen und dem Leben.

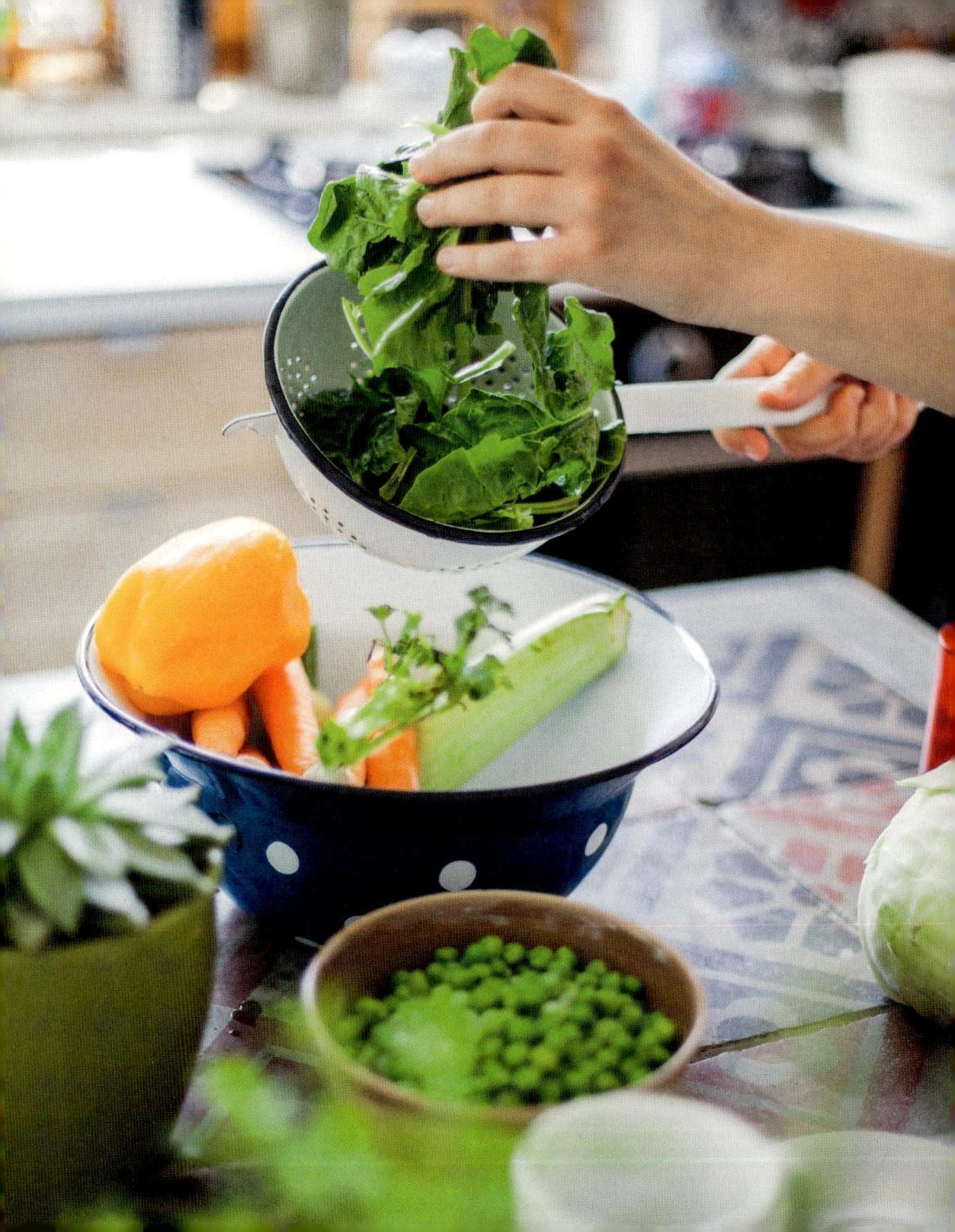

10-TAGE-CHALLENGE

Freuen Sie sich auf den Einstieg in ein neues Lebensgefühl,
das Sie fast automatisch gesund, schlank und glücklich werden lässt.
Sie überlassen Ihr Leben damit nicht dem Zufall oder Ihren Genen,
sondern sorgen selbst dafür, gesund zu bleiben oder es wieder zu werden.
Mit der 10-Tage-Challenge kommt der Beweis, dass die Umsetzung
ganz einfach ist und sich die ersten Effekte viel schneller zeigen,
als Sie es vielleicht glauben. Bleiben Sie dran, seien Sie ehrlich mit sich
und lassen Sie sich überzeugen!

BEVOR SIE BEGINNEN
78

DIE CHALLENGE
90

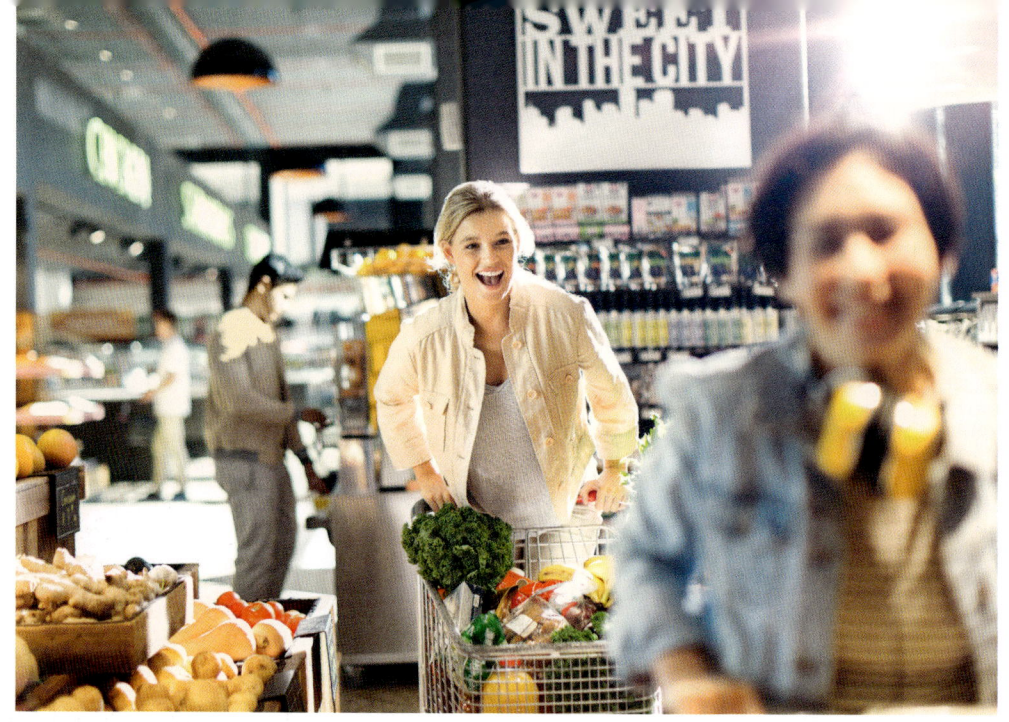

BEVOR SIE BEGINNEN

Mit der 10-Tage-Challenge möchten wir Sie dazu einladen, diesen neuen, gesunden und achtsamen Lebensstil einfach mal auszuprobieren – ohne großen Aufwand, aber für diese kurze Zeit entschlossen und durchhaltend! Wir fordern Sie heraus, Ihre alten Gewohnheiten und die Alltagsfaulheit, den inneren Schweinehund, zu überwinden. In der Hoffnung, Sie davon überzeugen zu können, wie köstlich und körperlich wohltuend ein gesundes Leben schmecken und sich anfühlen kann. Lassen Sie sich – nachdem Sie den Entschluss gefasst haben – einfach für zehn Tage auf diese Herausforderung ein und spüren Sie selbst an Ihrem eigenen Körper, wie gut sich dieser Lebensstil anfühlt.

fayo ist die Umsetzung meiner Gesundheitsformel im täglichen Leben, die ich Ihnen sehr gerne zur Verfügung stelle, weil sie Wundervolles erschafft und erhält. Jede einzelne Komponente für sich ist stark und wertvoll für ein gesundes, schlankes und glückliches Leben. Als Quartett aber ist *fayo* viel mehr als nur die Summe seiner Teile. Es kann sogar die Lösung für scheinbar unüberwindbare Momente im Leben sein. Oft gehen diese mit schweren Krankheiten einher, welche sich dann letztlich als Heilungsweg offenbaren. *fayo* kann nicht nur uns Menschen retten, sondern auch unseren Planeten. Denn mit der Gesundheitsformel ist Leben im Einklang mit der Natur und ihren Gesetzen möglich. *fayo* ist aber auch offen für die modernen Errungenschaften. Es geht darum, sie positiv einzusetzen, um eventuelle Gefahren wissend, und achtsam mit ihnen umzugehen. Damit Sie verstehen können, was ich meine, damit Sie es selbst spüren und fühlen können, haben wir diese 10-Tage-Challenge ausgearbeitet. Diese Tage entsprechen einem Ausschnitt aus meinem Leben, auch aus Miras und Samiras, sowie aus dem Leben vieler meiner Patientinnen und Patienten, die *fayo* mit all seinen wunderbaren Auswirkungen nicht mehr missen möchten. Vielleicht weil sie dieses eine Leben, was wir alle haben, voll auskosten möchten, weil sie die Möglichkeiten des Menschseins ohne Einschränkungen genießen möchten, weil sie wieder gesund geworden sind oder weil sie gesund bleiben möchten. Vielleicht, weil sie das Gefühl schätzen, würdevoll mit sich und

der Erde umzugehen, oder auch, weil es einfach nur Spaß macht, so gut drauf zu sein. Schenken Sie sich diese kurze »Probezeit«, um eine Ahnung dafür zu bekommen, wie viel besser sich Leben anfühlen kann. Nehmen Sie diese Herausforderung an und halten Sie durch. Dieses Leben leben Sie nur einmal! Danach entscheiden Sie, ob diese zehn Tage nur ein kurzer Einblick in andere Möglichkeiten bleiben oder der Beginn einer lebenslangen Entdeckungsreise werden, von der Sie auch Ihren Kindern, Enkeln oder gar Urenkeln erzählen werden, damit auch diese zumindest die Möglichkeit der Wahl haben. Wie lange oder wie umfangreich auch immer Sie die Möglichkeiten von *fayo* nutzen, eines kann ich Ihnen versprechen: Nicht ein einziger Tag wird ein vergeudeter Tag sein. Ganz im Gegenteil, wahrscheinlich waren Sie dem Leben selten so nah. Viel Spaß auf dieser zehntägigen Entdeckungsreise.

FAYO

Das Wort *fayo* fayo setzt sich zusammen aus den Anfangsbuchstaben der vier Worte **F**ood (Nahrung, gesunde Lebensmittel), **A**wareness (Achtsamkeit, bewusstes Handeln), **Y**oga (Gesundheitsphilosophie für Körper und Geist) und dem Sanskrit-Wort **O**m (steht für das Allumfassende). Mehr Informationen zu *fayo* finden Sie auf den Seiten 153 bis 154!

FAYO-FLOW-BASICS

In Anlehnung an Yoga haben wir spezielle Übungsabfolgen als Flows entwickelt, die nicht nur Spaß machen, sondern auch genau dort wirken, wo es der Körper am dringendsten braucht: unsere fayo-Flows.

Nachdem Sie die Haupt-Engpässe im Körper kennen, die langfristig unbeachtet Schmerzen, Verschleiß und Krankheiten verursachen, können Sie im optimalen Bereich üben (siehe Seite 54–58).

Mit den *fayo*-Flows gleichen Sie die Bewegungsdefizite des Alltags aus. Sie sind aber auch eine perfekte Ergänzung für jede Sportart und jedes körperliche Training. Neben den Flows sollten Sie zusätzlich noch etwas für Ihre Ausdauer tun, indem Sie etwa joggen oder Fahrrad fahren. Die *fayo*-Flows beinhalten intensive Dehnungspositionen sowie Rotations- und Atmungseinheiten, sowohl auf der Matte als auch im Stand. Es kann durchaus sein, dass Sie an der ein oder anderen Stelle schwer ins Schwitzen kommen. Dennoch sind alle Übungen für jeden geeignet. Mit den *fayo*-Flows trainieren Sie sich Schritt für Schritt ein neues Körper- und Lebensgefühl an. Egal, wie alt Sie sind und wie fit: Mit den *fayo*-Flows werden Sie entspannter, beweglicher, flexibler. Sie werden sich wohl und leichter fühlen. Haben Sie Geduld, aber strengen Sie sich auch an! Von nichts kommt bekanntlich auch nichts.

WAS KÖNNEN UNSERE FLOWS?

Bei den speziellen Übungsabfolgen geht es darum, den Körper optimal auf »gesund« umzuprogrammieren. Sie nutzen dafür die Kräfte, die in der Verbindung Ihres Körpers mit Ihrem Geist schlummern. Damit auch die Seele eine gute Portion Gesundheit abbekommt, beginnen oder beenden Sie Ihre tägliche Praxis mit einem Achtsamkeitsritual, das nicht nur mental, sondern auch energetisch auf Sie und Ihre Gesundheit wirkt.

EXKLUSIV FÜR SIE als Leser dieses Buches haben wir unter www.fayo.de/gf einen kostenfreien Online-Übungsbereich eingerichtet, in dem Sie sämtliche Flows auf Videos ansehen können und angeleitet bekommen.

Durch die Bewegungsabfolgen lernen Sie intensive Kopfarbeit und die Verbindung zu Ihrem Körper neu kennen.

Wenn Sie eine Bewegung bewusst ausführen und bestimmte Winkel in Ihrem Körper direkt ansteuern, garantiere ich Ihnen ein absolut effektives Training.

Neben der richtigen und bewussten Ansteuerung in den Einzelpositionen geht es um Kräftigung und Balance, Muskelaufbau und

Haltung. Und nicht zuletzt um die Dehnung der Hauptengpässe in Ihrem Körper, sodass Sie einseitige Haltungen und sogar Ihr Krafttraining oder Ihre Sportart perfekt ausgleichen können.

MATTE ODER STEHEN BLEIBEN

- **Übungen auf der Matte:** Diese Übungen erweitern Ihre Bewegungsmöglichkeiten und dienen der intensiven Dehnung Ihres Körpers. Hier lässt sich die Faszienrolle schön integrieren. Zu Beginn, sozusagen als kleine Aufwärmphase, und auch als Überleitung in den Tag beziehungsweise in eine Standposition.
- **Übungen im Stand:** Im Stand nutzen Sie die neu gewonnenen Bewegungswinkel.

Hier finden Sie viele Rotationsbewegungen und kräftigende Einheiten. Das Schöne ist, je geübter Sie werden, desto länger können Sie Ihre Positionen halten.

- **Richtig atmen:** Konzentrieren Sie sich auf Ihre Atmung. Wenn Sie während des Übens durch die Nase ein- und ausatmen, hat das den Vorteil, dass die Luft wärmer und sauberer in der Lunge ankommt – und beim Verlassen des Körpers die Wärme wieder abgibt. Wichtig ist, dass Sie Ihre Atmung achtsam kontrollieren. Falls Sie eine Übung oder Position als schwierig oder anstrengend empfinden, dann konzentrieren Sie sich einfach auf Ihre Atmung. Versuchen Sie, gleichmäßig und tief in Ihr Zwerchfell und den Bauch zu atmen. Wichtig ist, dass Sie Ihre Atmung immer mit der Bewegung koordinieren. Als Faustregel können Sie sich merken: in eine öffnende, dehnende oder streckende Position hineinatmen und beim Vertiefen einer Position oder auch beim Loslassen ausatmen.

SO NEHMEN SIE GARANTIERT AB

Lesen Sie hier, wie Sie durch den neuen Lifestyle, den wir Ihnen in diesem Buch vorstellen, abnehmen. Wenn Sie nun mit Ihrem neuen oder auch aufgefrischten, ergänzten Wissen über Ernährung und Bewegung motiviert sind, ein paar Kilos zu verlieren oder Ihre Figur zu optimieren, gebe ich Ihnen folgende Tipps für die 10-Tage-Challenge.

INTERVALLFASTEN

Praktizieren Sie die 16/8-Methode (siehe Seite 33) so oft wie möglich. Essen Sie tagsüber innerhalb von acht Stunden drei Mahlzeiten und gönnen Sie sich vor dem Zubettgehen fünf Stunden ohne Essen – das wird Ihre Schlafqualität erheblich verbessern! Starten Sie in den folgenden Morgen mit leerem Magen. Und – je nachdem, wann Sie aufgewacht sind – beginnen Sie das »Intervallessen« drei Stunden später.

LASSEN SIE DEN ALKOHOL WEG

Idealerweise verzichten Sie generell auf jegliche Form von Alkohlol oder reduzieren Sie ihn zumindest auf wenige, ganz besondere Anlässe. Warum? Weil Alkohol den Cortisolspiegel erhöht – ebenso wie Stress – und viele positive Prozesse im Körper blockiert. So verhindern beispielsweise Stress oder Alkoholkonsum das Abnehmen – wegen der erhöhten Cortisolausschüttung. Außerdem ist dieses Hormon die Ursache dafür, dass sich Fett genau in der Taille absetzt. Nicht zuletzt ist Alkohol generell krebserregend!

SCHLAFEN, SCHLAFEN UND NOCHMAL SCHLAFEN!

Schlafen Sie gut und vor allem ausreichend. Am besten um die sieben bis acht Stunden. Vermeiden Sie außerdem späte Mahlzeiten; je mehr Zeit vor dem Schlafengehen bleibt, umso besser.

Schauen Sie vor dem Schlafen keinesfalls mehr Fernsehen und auch nicht auf Ihr Smartphone, vor allem niemals im Bett. Der Blaulichtanteil und das unverdaute Essen im Magen führen zu Schlafstörungen, verhindern wichtige Regenerationsprozesse und die Fettverbrennung im Körper. Vor allem der Umbau der Muskulatur geschieht dann nur eingeschränkt. Gerade wenn Sie solche Flows noch nie gemacht haben, ist jede halbe Stunde zusätzlicher Schlaf wertvoll.

ESSEN SIE NICHT AUF

Nicht aufessen! Ich weiß, das ist ein ungewöhnlicher Tipp, aber sehr effektiv, denn dadurch gewinnen Sie die Kontrolle über Ihr Essverhalten zurück. Hören Sie auf zu essen, sobald Sie satt sind, und nicht erst, wenn der

Teller leer ist. Das hat viel mit Gewohnheiten zu tun und natürlich mit Erziehung, denn viele hören von Kind an: Iss deinen Teller leer. Es hilft Ihrer Psyche, wenn Sie konsequent versuchen, sich das abzugewöhnen, und wenigstens einen kleinen Bissen auf dem Teller zurücklassen.

Sehr gut ist es auch, wie im Restaurant die Portionen festzulegen, sodass dann einfach nichts mehr im Topf ist. Also besser immer zu knapp als zu großzügig planen.

TRINKEN SIE GENUG

Trinken Sie ausreichend Wasser! Je nach Körpergewicht zwei bis drei Liter am Tag sollten es schon sein.

Das hilft Ihnen auch dabei, weniger Hunger zu verspüren und Heißhungerattacken zu bekämpfen. Außerdem ist vor allem, wenn der Bewegungsapparat sich umstellt, ausreichend Flüssigkeit unverzichtbar, um Abfallstoffe gut weg und Nährstoffe leicht zu den Zellen hin transportieren zu können.

Eine Scheibe Zitrusfrucht, Gurke oder Minze im Wasser verändert den Geschmack und kann das Wasservergnügen auch abwechslungsreich gestalten. Neben Wasser können Sie auch grünen Tee genießen, idealerweise aus ökologischem Anbau.

Trinken Sie am besten immer wieder kleine Mengen, damit Ihr Körper das Wasser möglichst vollständig über den Dünndarm aufnehmen kann. Ansonsten kann es zum Großteil einfach nur ungenutzt durchlaufen.

Je mehr Sie »Wasser essen«, desto besser. Wasser essen Sie, wenn Sie Früchte und rohes Gemüse verzehren, das teilweise über 95 Prozent Wasser enthält, angereichert mit Vitalstoffen. Dieses Wasser kann wesentlich besser in die Körpergewebe eindringen – wie ein Nieselregen in die Erde.

MEDITIEREN SIE REGELMÄSSIG

Dass sich nachweislich durch das regelmäßige Meditieren die Struktur unseres Gehirns positiv verändert, konnte in zahlreichen wissenschaftlichen Studien nachgewiesen werden. Die vielen Vorteile für das alltägliche Leben gehen von innerer Entspannung, erhöhter Konzentrationsfähigkeit bis hin zu verbesserter Schlafqualität und vor allem einem verringerten Stressempfinden.

Wie Sie schon erfahren haben, hemmt eine ständige Stressbelastung den Stoffwechselhaushalt des Stresshormons Cortisol (siehe auch Seite 82), welches für den Fettansatz mit verantwortlich ist. Allein der Gedanke an Stress lässt das Cortisol schon steigen.

Sie sehen, es kommt zu einer Wechselwirkung aus innerer Unruhe, Schlafproblematiken und Übergewicht, die sich durch eine permanente Stressbelastung wie eine Negativspirale verstärkt. Durchbrechen Sie den Kreislauf durch Meditation. Sie können aktiv den Stress reduzieren, den Heißhungerattacken entgegenwirken und durch mehr Selbstkontrolle emotionale Belastungen frühzeitig erkennen und bewältigen.

ACHTSAMKEITS-BASICS

Bevor Sie mit der Challenge beginnen, möchte ich Ihnen hier gerne noch einige Anwendungs-Basics mit auf Ihren Weg in ein achtsames Leben geben.

STÄRKEN SIE IHREN »MUSKEL DER ACHTSAMKEIT«

Ähnlich wie beim Trainieren Ihres Körpers und Ihrer Muskeln durch unsere *fayo*-Flows lässt sich auch Ihre Achtsamkeit wie einen Muskel aufbauen und stärken. Sie werden dabei womöglich auch eine gewisse Sensibilität für die vermeintlich negativen Aspekte Ihres Lebens erleben. Aber das kann auch ein Vorteil sein. Nur ein paar Minuten pro Tag innehalten und mal mit dem eigenen Befinden einen Datenabgleich machen wird Ihr Er-Leben bereichern.

VORAUSSETZUNGEN FÜR IHRE TÄGLICHE PRAXIS

- Ein Platz, an dem Sie ungestört sind und sich wohlfühlen
- Handy aus: Die Welt kann warten.
- Eine passende Unterlage: Yogamatte, Sitzkissen, Decke
- Eventuell ein Timer und CD-Player oder Ähnliches. Wenn Sie Ihr Smartphone verwenden, nur im Flugmodus.

DER RESSOURCENRUCKSACK

Bevor es mit der 10-Tage-Challenge losgeht, möchte ich Sie gerne auf eine einführende Achtsamkeitsübung einladen – quasi als Vorbereitung: So haben Sie immer alles dabei, was Sie brauchen!

Eine Info vorab: Ressourcen sind Kraftquellen, die Ihnen dabei helfen zu entspannen und die zur Erholung beitragen. Ressourcen sind aber auch Stärken, Fähigkeiten, Interessen oder Menschen, die Ihnen dabei helfen, Probleme zu lösen oder Krisen zu überstehen. Alles, was einem Menschen hilft, sich wohlzufühlen und seine Bedürfnisse zu befriedigen, sind solche Kraftquellen.

- **Schritt 1:** Werden Sie sich Ihrer eigenen Ressourcen bewusst und schreiben Sie diese auf ein Blatt Papier auf.
- **Schritt 2:** Unterteilen Sie die Kategorien äußere Ressourcen (etwa Arbeit, materielle Dinge, Gesundheit, Hobbys, Natur …), soziale Ressourcen (etwa Familie, Freunde, wichtige Menschen, Kollegen im Verein, Partner …) und persönliche Ressourcen (etwa Eigenschaften, Erinnerungen, Ideen,

Interessen, Kompetenzen, Spiritualität, Stärken, Wünsche, Ziele …)

- **Schritt 3:** Schreiben Sie alle Ressourcen auf, die Sie in Ihrem Ressourcenrucksack jeden Tag mitnehmen möchten!

ACHTSAMKEITSRITUALE

Achtsamkeitsroutine – nie wieder ohne – besonders auch nach der 10-Tage-Challenge! Rituale können echte Glücksmomente hervorrufen und haben einen positiven Effekt auf Ihr Wohlbefinden. Ob der tägliche Kaffee am Morgen, die festen Sportzeiten oder die Zeitung am Wochenende, Routine schafft Struktur und Sicherheit, welche wiederum zu mehr Produktivität führen. Es sind die kleinen Dinge, die wir täglich wiederholen, die am Ende den Unterschied machen. Rituale einführen heißt auch Prioritäten setzen. In Zeiten der ständigen Erreichbarkeit sollten Sie sich die Zeit nehmen, in der Sie sich bewusst um sich kümmern.

ACHTSAM ESSEN

Da es in der Challenge auch um Ihre Ernährung geht, würde ich gerne die Themen Essen und Achtsamkeit miteinander verknüpfen. In der modernen To-go-Kultur nehmen sich viele Menschen keine Zeit mehr für die drei wichtigen Mahlzeiten des Tages. Eine nebenbei heruntergeschlungene Mahlzeit führt nicht nur zu Unwohlsein – sie macht auch dick! Ob das Mittagessen am Büroschreibtisch neben der Tastatur oder das Abendessen vor dem Fernseher: Durch die fehlende Aufmerksamkeit auf jeden Bissen Ihrer Mahlzeit bemerken Sie das Sättigungsgefühl erst viel später. Sie essen also mehr und ungesünder. Der Körper braucht ungefähr 20 Minuten, bis sich das Sättigungsgefühl eingestellt hat. Essen Sie also immer ganz bewusst, Bissen für Bissen, Happen für Happen:

- Nehmen Sie Ihre Mahlzeiten, wann immer möglich, ohne Ablenkung wie etwa durch TV, Radio oder Zeitung zu sich.
- Halten Sie einen Moment vor dem Essen inne. Machen Sie sich bewusst, was alles nötig war, um diese Nahrung auf Ihren Teller zu bringen. Wo kommen die Lebensmittel her, welche Prozesse und Arbeitsschritte stecken dahinter, wer war daran beteiligt? Zeigen Sie Dankbarkeit und Wertschätzung.
- Betrachten Sie Ihren ersten Bissen auf der Gabel: seine Form, seine Farbe, den Geruch. Und: Legen Sie das Besteck beiseite, während Sie kauen.
- Schließen Sie einen Moment die Augen und versuchen Sie die einzelnen Komponenten zu erschmecken. Schmecken Sie die einzelnen Gewürze heraus?
- Kauen Sie den Bissen etwa zehn- bis 20-mal und lassen Sie sich den Bissen buchstäblich auf der Zunge zergehen.
- Wie ist Ihre Stimmung nach dem achtsamen genussvollen Bissen?

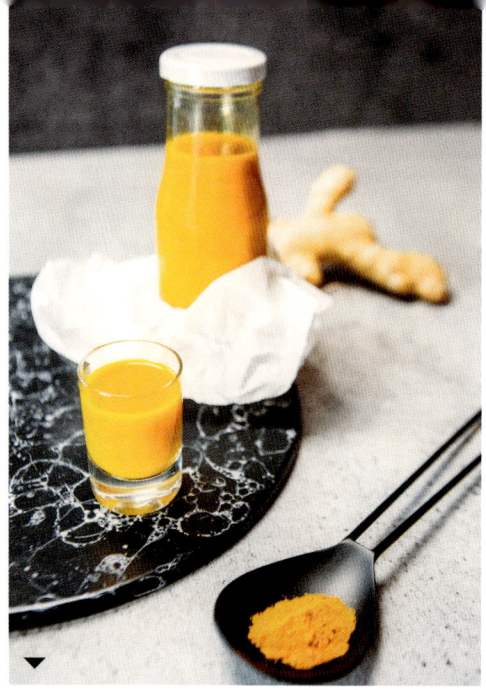

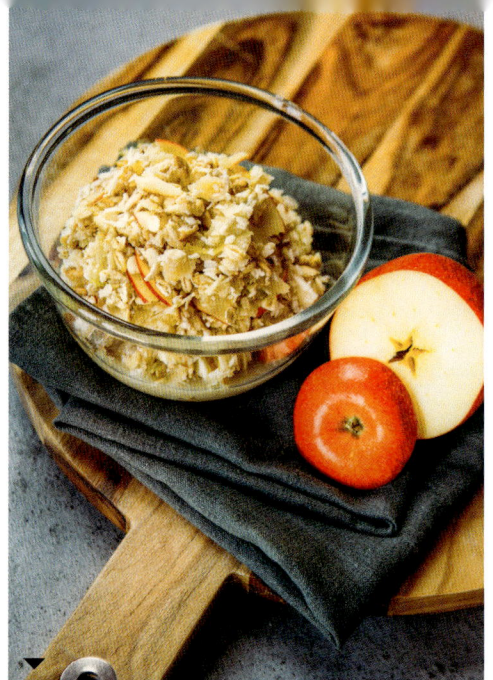

REZEPT-BASICS

Smoothie, Overnight-Oats, Granola und Brot sind immer gut und schnell gemacht!

Basisrezept 1

IMMUNBOOSTER

1 SHOT PRO TAG

1 Orange • 1 Grapefruit • 1 Zitrone • Saft aus Ingwerknolle, ca. 5 cm • ½ TL Kurkumapulver • 1 Prise Cayennepfeffer • 1 Glas Wasser

1. Alle geschälten Zutaten in einen Mixer geben und für 30 Sekunden mixen. Der Booster lässt sich luftdicht verschlossen im Kühlschrank bis zu 3 Tage lagern. Vor dem Trinken unbedingt noch einmal schütteln.

Basisrezept 2

OVERNIGHT-OATS

PERFEKT VORZUBEREITEN

Falls Sie eine Alternative zu den Smoothies wollen, weil Sie etwas zwischen den Zähnen brauchen, präsentiere ich Ihnen hier ein Basisrezept, auf das Sie gerne ab und zu zurückgreifen können, wenn der Smoothie sie einfach nicht satt macht.

1 Apfel • 60 g Haferflocken • 50 ml Kokos-Reisdrink • 2 EL Rosinen • 1 TL Agavendicksaft • 30 g Kokosraspel
Mögliche Toppings: gehackte Pistazien • Walnusskerne • Granatapfelkerne • Mango • Karotten

1. Apfel waschen, vierteln, Kerngehäuse entfernen, die Viertel raspeln, mit Haferflocken, Kokos-Reisdrink, Rosinen, Agavendicksaft und Kokosraspeln in ein abschließbares Gefäß geben, gut mischen und über Nacht in den Kühlschrank stellen.
2. Am nächsten Tag mit einem Topping nach Wahl garniert genießen.

Basisrezept 3

KAROTTEN-GRANOLA

TOPPING FÜR SMOOTHIES ODER SALATE

Eines meiner Lieblingsrezepte und auch der Booster für jedes Gericht ist ein gesundes, homemade Granola! Egal ob es als Topping für Ihren täglichen Smoothie dient, weil Sie noch etwas zum Kauen brauchen, als Crunch für Salate und Suppen oder einfach so als Müsli, es ist ein toller Allrounder. Supereinfach und schnell selbst gemacht.

200 g grob geriebene Karotten • 2 EL Zitronensaft • 50 g Kürbiskerne • 50 g Kokosraspel • 2 TL Zimt • 100 g Pekannüsse • 200 g Haferflocken • 1 EL Sesam • 2 EL Agavendicksaft • 2 EL Kokosöl

1. Backofen auf 180 Grad vorheizen. Karotten mit dem Zitronensaft vermengen und 15 Minuten im vorgeheizten Ofen rösten.
2. Das Blech mit den Karotten herausnehmen und 10 Minuten auskühlen lassen.
3. Die restlichen festen Zutaten zu den Karotten aufs Blech geben und alles gut vermischen. Zuletzt den Agavendicksaft und das Kokosöl zufügen.
4. Das Granola kommt nun für weitere 20 Minuten bei 180 Grad in den Backofen.
5. Auskühlen lassen und in einem Einmachglas aufbewahren.

EIN HÜBSCHES GESCHENK

Als Geschenkidee bei Ihrer nächsten Einladung bei Freunden überreichen Sie ein Einmachglas homemade Granola! Quasi als Aufforderung, die 10-Tage-Challenge zu »akzeptieren«, bei mir klappt das immer!

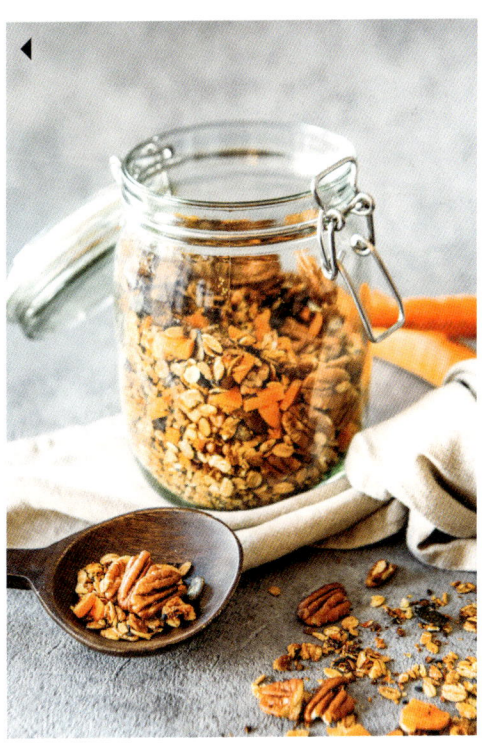

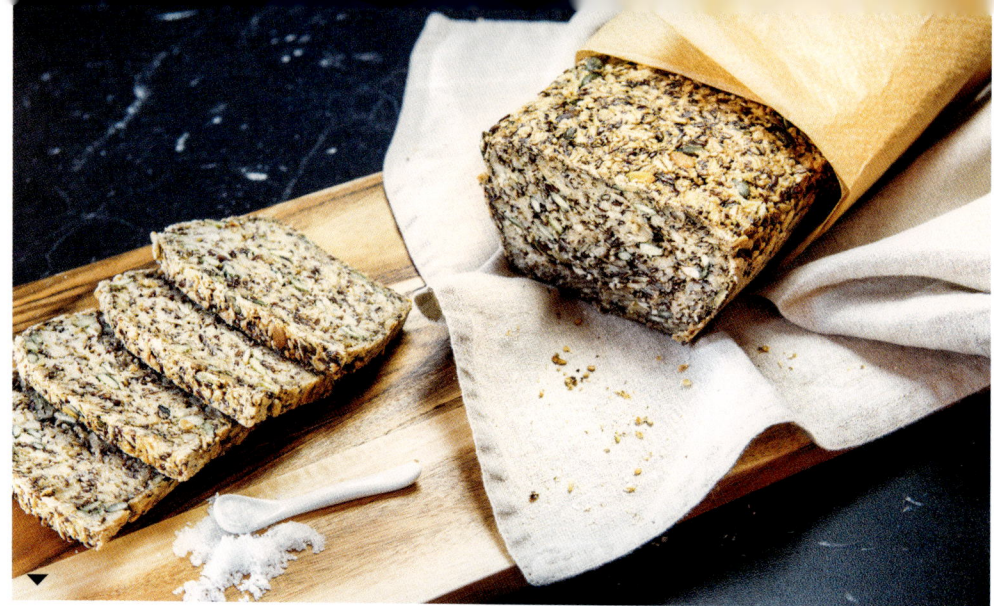

GLUTENFREIES BROT

OHNE REUE UND BLÄHBAUCH

150 g glutenfreie Haferflocken • 135 g Sonnenblumenkerne • 90 g geschroteter Leinsamen • 65 g Nüsse nach Wahl • 2 EL Chia-Samen • 4 EL Flohsamenschalenpulver • 1 TL Meersalz • 1 EL Ahornsirup • 1 TL geschmolzenes Kokosöl

1. Vermengen Sie Haferflocken, Sonnenblumenkerne, Leinsamen, die Nüsse Ihrer Wahl, Chia-Samen und das Flohsamenschalenpulver in einer Rührschüssel. Fügen Sie anschließend den Ahornsirup, das Kokosöl und 350–400 ml Wasser hinzu und verrühren Sie das Ganze erneut.
2. Kneten Sie den Teig dann mit einer Küchenmaschine etwa 4 Minuten zu einer gleichmäßigen Masse.
3. Geben Sie den Brotteig in eine Kastenbackform, die Sie zuvor mit Backpapier ausgelegt haben, und decken Sie das Ganze mit einem Handtuch ab.
4. Lassen Sie den Brotteig nun über Nacht bei Zimmertemperatur ruhen.
5. Am nächsten Tag streichen Sie die Oberfläche des Brotteigs mithilfe eines Pinsels mit Wasser ein. Heizen Sie den Backofen auf 180 Grad vor.
6. Sobald die 180 Grad erreicht sind, schieben Sie das Brot für 30 Minuten in den Ofen. Nach 30 Minuten holen Sie es heraus und stürzen es aus der Kastenform, um nun den ganzen Laib mit Wasser zu benetzen. Anschließend kommt das Brot erneut in den Backofen, wo es weitere 30 Minuten ohne Backform fertig gebacken wird.

SO BIN ICH HEUTE DRAUF

*Machen Sie sich für jeden Tag der Challenge eine Kopie und beantworten Sie
die Fragen der Checkliste ehrlich und gewissenhaft. Das hilft Ihnen auch dabei,
mehr Achtsamkeit für Ihr Verhalten zu entwickeln.*

NOMEN EST OMEN!

Eine Challenge (deutsch: Herausforderung), das steckt schon im Namen, soll auch fordern und einen an seine Grenzen bringen. Denn erst, wenn Sie sich außerhalb Ihrer Komfortzone befinden, beginnen bekanntlich die Veränderungen. Führen Sie deshalb ein kleines Challenge-Tagebuch, in dem Sie Ihre Entwicklung Tag für Tag festhalten, sodass Sie Ihre Erfolge sehen können.

CHECKLISTE FÜR EINE SELBSTREFLEXION

	JA	NEIN
Gut geschlafen		
Mindestens sechs Stunden geschlafen		
Morgens Sport gemacht		
16 Stunden Essenspause gehabt		
Fit und gut gelaunt		
Zwischenmahlzeiten		
Stress im Job		
Sport am Abend		
Achtsamkeitsroutine gemacht		
Mit Zeit und Muße eingekauft		
Auswärts gegessen		
Zu Hause frisch gekocht		
Normaler Stuhlgang		
Darmprobleme / Blähungen		
Unwohlsein		
Letzte Mahlzeit vor 20 Uhr		

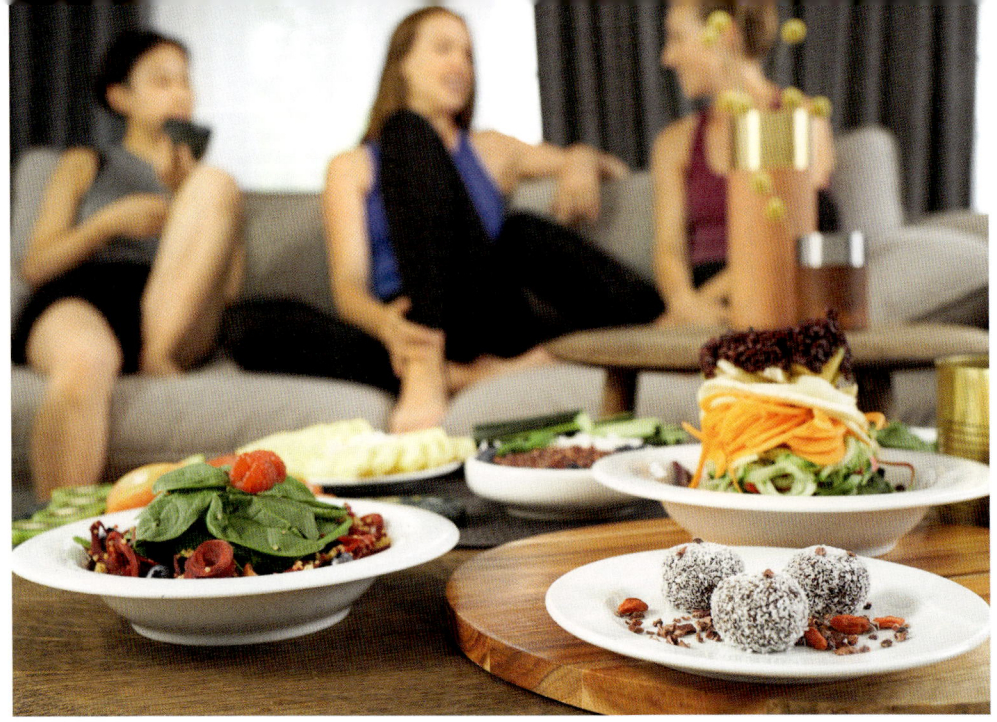

DIE CHALLENGE

Nun geht es richtig los! Die Voraussetzungen zu beginnen sind geschaffen. Sie kennen die inhaltlichen Hintergründe. Sie wissen warum wir diese zehn Tage genau so gestaltet haben, wie Sie es nun erleben werden. Bitte beginnen Sie mit der Challenge möglichst nur, wenn Ihnen die Durchführung ohne Unterbrechung möglich ist. Denn dann können sich die Wirkungen am besten entfalten. Halten Sie durch – auch wenn Vieles vielleicht zunächst ungewohnt ist – und spüren Sie einfach wie Sie sich fühlen und ob Sie diese Veränderungen mögen. Wir haben diese Challenge entwickelt, um Ihnen den Einstieg in ein gesünderes Leben besonders einfach zu machen. Auch wenn Sie jetzt noch skeptisch sind, bitte ich Sie, es einfach auszuprobieren – denn Probieren geht über Studieren.

DIE REZEPTE

Alle Rezepte sind glutenfrei, zuckerfrei und 100 Prozent vegan, also komplett frei von tierischen Produkten! Falls sich jetzt das ein oder andere Vorurteil in Ihnen breitmacht oder Sie gegebenenfalls Widerstände spüren, bitte ich Sie, diese für die nächsten Tage in eine Kiste zu packen und offen mit Neugier und Freude an die Challenge heranzutreten. Sie werden sehen, dass es kein Verzicht ist, sondern eine Bereicherung! Und neben dem positiven gesundheitlichen Effekt leisten Sie einen nachhaltigen Beitrag für die Umwelt. Alle Rezepte sind jeweils für eine Portion berechnet, lassen sich super vorbereiten und können leicht mitgenommen werden. Unsere Gerichte helfen Ihnen bei der Gewichtsoptimierung und versorgen Sie mit vielen pflanzlichen Proteinquellen, reichlich Vitaminen, Mineralien, Ballast- und sekundären Pflanzenstoffen und machen Sie durch den hohen Nährstoffgehalt herrlich satt.

DIE FLOWS

Die *fayo*-Flows sind so aufeinander abgestimmt, dass Sie Ihren Körper in zehn Tagen einmal komplett durchtrainieren. Jeder Tag widmet sich einer neuen »Baustelle«, die es zu aktivieren und auszugleichen gilt. Falls Ihnen ein Flow mal sehr schwer fällt und Sie überfordert, lassen Sie sich Zeit und gehen Sie mit Geduld die Beschreibung noch mal durch. Alternativ können Sie auch den *fayo*-Flow vom Vortag wiederholen, oder Sie ergänzen Übungen, die Ihnen bereits bekannt sind. Hauptsache, Sie widmen sich jeden Tag für 15 Minuten Ihrer Gesundheit. Das ist doch wirklich ein überschaubarer Aufwand. Bitte beachten Sie: Ihr Körper wird sich verändern. Je nachdem wie Sie sich im Vorfeld ernährt oder bewegt haben, wird sich dies in mehr oder weniger großem Ausmaß zeigen. Womöglich werden Sie bemerken, dass sich Ihre Verdauung verändert, oder Sie haben vielleicht in den ersten Tagen Muskelkater. Gehen Sie behutsam und achtsam mit Ihrem Körper um, gönnen Sie sich zum Beispiel einen Tag in der Sauna oder nehmen Sie ein Basenbad, das unterstützt den Detox-Effekt. Schon nach zehn Tagen werden Sie ein neues Körpergefühl haben, Ihre Haut wird sich verändern, und auch Ihr Gemütszustand wird positiver. Ich hoffe natürlich, dass Ihnen die Challenge gefällt und Sie diese dann an Ihre Familie, Freunde und Bekannten weitergeben. Vielleicht starten Sie gleich mit Ihrem Partner, guten Freunden oder den Nachbarn. Gemeinsam ist es doch noch schöner- und vor allem können Sie sich direkt über Ihre täglichen Erfahrungen und Erfolge austauschen und gemeinsam kochen. Challenge accepted? Na, dann nichts wie los! Jeder Challenge-Tag bringt neue Inspirationen, einen neuen Flow und kleine Achtsamkeitspraxis für Ihren Alltag. Sehen Sie diese zehn Tage als Detox, Kur oder einfach als Ihr Ticket in ein positives, gesundes Leben.

CHALLENGE: ERSTER TAG

Heute ist Tag eins Ihrer Challenge, und Sie sind sicher aufgeregt. Doch keine Sorge, Sie werden langsam und sanft in Ihr Abenteuer starten! Das Motto des Tages ist: Stressfrei durch Atmung. In diesem Sinne: Holen Sie tief Luft, und los geht's!

»Das Kraut des Internisten und das Messer des Chirurgen heilen von außen, der Atem heilt von innen.«

Paracelsus

Die Atmung ist einer der wichtigsten Entsäuerungs- und Entgiftungsmechanismen unseres Körpers. Leider atmen wir im Alltag fast ausschließlich unbewusst, da die Atmung, gesteuert von unserem vegetativen Nervensystem, als automatischer Prozess im Hintergrund abläuft. So können wir ihre Kraft jedoch kaum nutzen. Indem Sie Ihre Atmung bewusst kontrollieren, bleiben Sie bei sich und Ihrem Körper. Das hilft zum Beispiel in stressigen Situationen. Bei körperlichen Herausforderungen, zum Beispiel beim Yoga, hilft die bewusste Ausatmung, anstrengende Positionen besser zu halten.

Achtsamkeitsübung

Durch die Achtsamkeitsübung »Breath« erleben Sie Ihre Atmung ganz neu. Schalten Sie Ihr Bewusstsein ein und nutzen Sie dieses wirkungsstarke, dennoch einfache Instrument, das Sie in jeder stressigen oder herausfordernden Situation einsetzen können.

fayo-Flow (Video auf fayo.de/gf)

Der heutige *fayo*-Flow ist eine Art Warm-up, das Sie in vollen Zügen genießen können. Er leitet den Beginn der Challenge ein und wirkt entspannend und beruhigend. Achten Sie ganz bewusst auf Ihre Atmung.

Was gibt's heute zu essen?

Als Energie-Kick zu Beginn der Challenge gönnen Sie sich einen Power-Smoothie. Den Kümmel-Krautsalat bitte schon am Vorabend vorbereiten! Weißkohl hat einen hohen Anteil an Vitamin C und enthält Senfölglycoside, die antibiotisch wirken. Beenden Sie den Tag dann mit einem köstlichen Gerstenrisotto.

SELBSTREFLEXION

Sie wollen sich selbst analysieren und sich klar werden, was Sie ändern können? Dann nutzen Sie die Challenge, um Tag für Tag zu dokumentieren, wie es Ihnen geht, was Sie gegessen haben und wie Sie sich dabei fühlen. Kopieren Sie sich dazu die Checkliste von Seite 89 – eine Kopie für jeden Tag – und füllen Sie diese gewissenhaft aus. Auch kurze Tagebuchnotizen sind hilfreich.

»BREATH« – ATME!

Unsere Atmung funktioniert automatisch, ohne dass wir sie bewusst steuern müssten: beim Sport, beim Essen, im Schlaf. Die Atmung ist jedoch mehr als eine einfache Körperfunktion. Sie ist DAS Bindeglied zwischen Körper und Geist!

Im Alltag vernachlässigen wir das Atmen oft. Physiologisch gesehen dient die Atmung der Aufnahme von Sauerstoff und der Abgabe von Kohlendioxid. Im Laufe eines Tages atmen wir etwa 20 000 Mal ein und wieder aus. Auf diese Weise werden 500 Liter Sauerstoff täglich durch die Atmung in den Blutkreislauf und die Zellen befördert. Unsere Körperzellen benötigen Sauerstoff, um Zucker und Fett zu verbrennen, also zur Gewinnung von Energie, die der Körper für Bewegung, zur Aufrechterhaltung einer konstanten Körpertemperatur und für den Stoffwechsel braucht. Darüber hinaus ist der Atem ein natürlicher Entgiftungshelfer: Mit jedem Ausatmen wird Kohlendioxid abtransportiert. Der Austausch von Sauerstoff und Kohlendioxid zeigt, was mit der Aufnahme und Abgabe, mit dem Nehmen und Geben, mit dem Annehmen und Loslassen auf der seelischen oder emotionalen Ebene geschieht. Bei Stress oder Angst atmen wir automatisch flacher, gepresster und schneller. Die Folgen sind Immunschwäche, Konzentrationsmangel bis hin zu Bluthochdruck.

ACHTSAMKEITSÜBUNG »BREATH«

- Stellen Sie sich entspannt hin, Füße leicht geöffnet und schulterbreit. Oder setzen Sie sich auf einen Stuhl oder eine Matte.
- Nehmen Sie eine Position ein, in der Sie entspannt für einige Minuten bleiben können. Die Wirbelsäule ist gerade und aufgerichtet, Ihre Arme hängen locker herab, die Handinnenflächen zeigen nach vorn oder oben, die Daumen zeigen nach außen.
- Mit der Einatmung heben Sie langsam die Arme, bis Ihre Handflächen über dem Kopf zusammentreffen. Halten Sie Ihren Kopf in der Verlängerung der Wirbelsäule. Tendenziell ist der Blick etwas gesenkt.
- Während Sie langsam ausatmen, bringen Sie Ihre Arme wieder in die Anfangsposition zurück.
- Zählen Sie mit: 4 Sekunden einatmen, 2 bis 4 Sekunden halten, 6 Sekunden ausatmen. Wiederholen Sie dies 10-mal.
- Beobachten Sie voller Aufmerksamkeit, wie sich Ihre Bauchdecke und Ihr Brustkorb mit jeder Einatmung heben und mit jeder Ausatmung wieder senken.

AUFWÄRMEN, ATMEN & AKTIVIEREN

Dieser Flow aktiviert zum Einstieg den gesamten Körper. Machen Sie sich nichts daraus, wenn einzelne Positionen zunächst schwierig sind. Jede Reise beginnt mit dem ersten Schritt. Nutzen Sie am besten schon heute den Videobereich bei www.fayo.de/gf mit Mira. Viel Spaß!

FAYO-FLOW »WARM-UP«

- Drehen Sie in Rückenlage Ihre Augen auf 12 Uhr. Schauen Sie weit nach oben, ohne den Kopf zu bewegen. 3 Atemzüge halten. Steigern Sie die Dehnung. (1) Drehen Sie Ihre Augen nun auf 3, 6 und 9 Uhr; jeweils für 3 Atemzüge. Mit der Einatmung Dehnung halten, mit der Ausatmung steigern.
- Kinn Richtung Brust ziehen. Die Hals-, Brust- und Lendenwirbelsäule nacheinander Richtung Matte drücken. Beine langsam ausstrecken. Die Füße flex, Spannung im Bauch. Für 5 Atemzüge halten. (2)
- Mit aufgestellten Füßen fallen die Knie erst nach rechts, dann nach links. Einatmen zur Mitte, ausatmen zur Seite. Verweilen Sie pro Seite für 3 tiefe Atemzüge. (3)
- Greifen Sie Ihre Schienbeine, rollen Sie auf der Wirbelsäule vor und zurück und kommen Sie in eine sitzende Position. (4)
- Fußsohlen aneinander, die Knie nach außen fallen lassen. Greifen Sie die Füße und ziehen Sie sich sanft nach vorne. Die Wirbelsäule wird rund. Eine Hand greift an den Hinterkopf, die Halswirbelsäule wird rund. Bleiben Sie hier für 5 Atemzüge. Einatmend halten, ausatmend steigern. (5)
- Füße aufgestellt, Arme greifen gestreckt nach hinten, schulterbreit geöffnet. Das Gesäß schaukelnd Richtung Füße bewegen. Die Brust schiebt Richtung Decke. Bleiben Sie für 3 Atemzüge. Heben Sie die Beine mithilfe der Bauchmuskulatur an und legen Sie sie geschmeidig ab. (6)
- Aus dem Vierfüßlerstand die Leiste zum Boden absenken. Arme gestreckt, Oberkörper aufrecht, die Dehnung ist im unteren Rücken und in den Hüftbeugern zu spüren. Für 3 tiefe Atemzüge bleiben. (7)
- In der Kindposition Arme nach vorne strecken, sodass Sie eine Schulterdehnung spüren. Für 5 tiefe Atemzüge bleiben. (8)
- Herabschauender Hund: Langer Rücken, die Fersen streben Richtung Boden. Bleiben Sie für 5 Atemzüge. (9)
- Schwingen Sie nach vorn in die Planke. (10)
- Ausatmend bis kurz über den Boden kommen. Bauch und Po anspannen. (11)
- Arme durchgestreckt, Bauch und Leiste durchhängen lassen. Sanfte Rückbeuge, Kopf geht mit. Atmen Sie tief in die Dehnung der Leiste. (12)
- Entspannen Sie in der Kindhaltung. Spüren Sie hier für 10 tiefe Atemzüge nach.

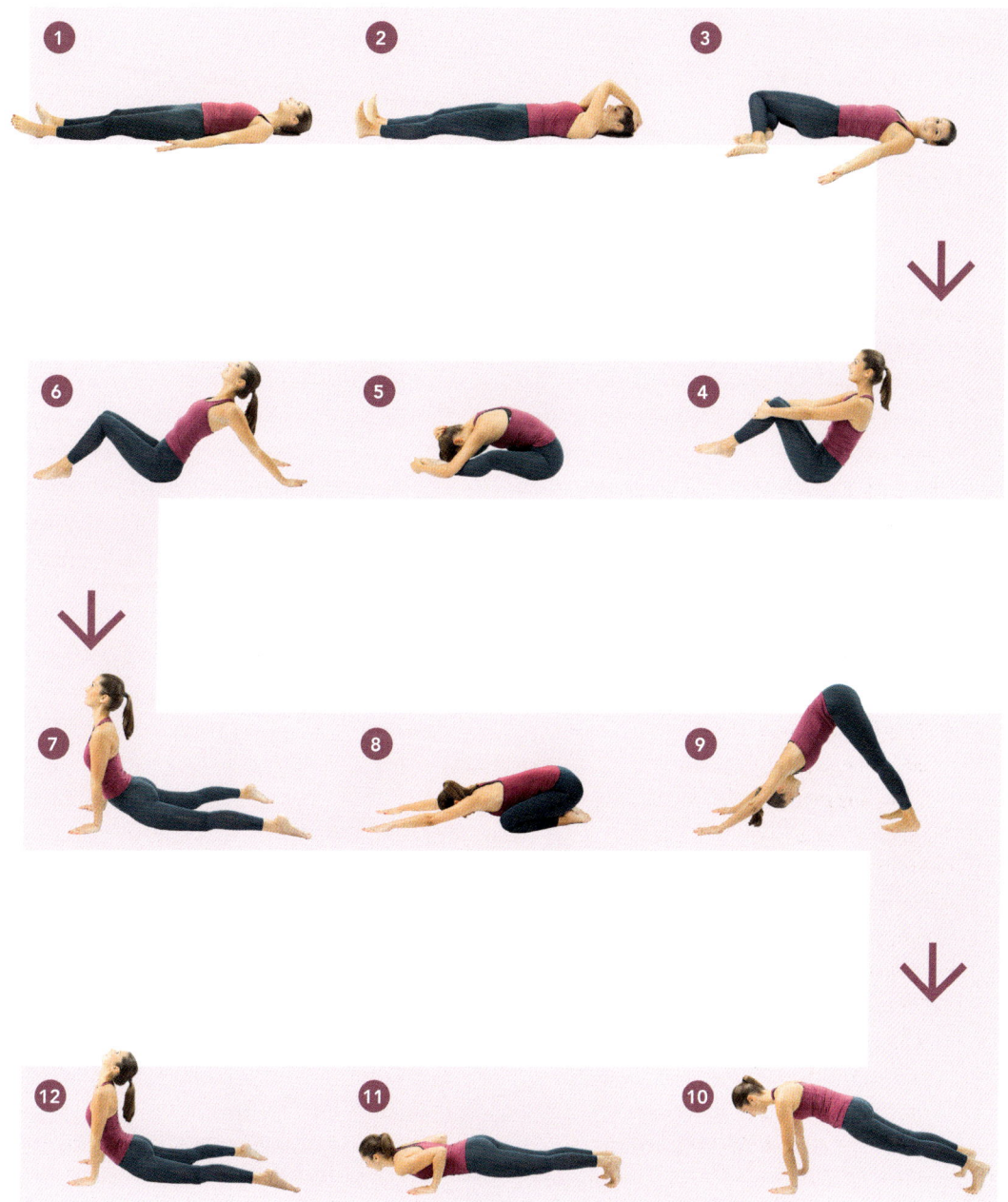

POWER-SMOOTHIE

DER ENERGIE-KICK AM MORGEN

1 Grapefruit • 1 Banane • 2 Stangen Staudensellerie • 1 Apfel • 1 TL Kurkuma

1. Grapefruit und Banane schälen. Sellerie und Apfel waschen und Enden, Kerngehäuse und Strünke entfernen. Obst und Gemüse anschließend in Stücke schneiden.
2. Geben Sie Obst- und Gemüsestücke, Kurkuma und 250 ml Wasser in den Mixbehälter und pürieren Sie alles, bis es cremig ist.
3. Sollte Ihnen die Konsistenz des Smoothies zu dickflüssig sein, können Sie ganz einfach noch etwas Wasser zufügen.

KÜMMEL-KRAUTSALAT

DAZU PASST SELBST GEBACKENES BROT

300 g Weißkohl • 1 EL ganzer Kümmel • 1 TL Salz
Für das Dressing: ½ Zwiebel • 1 EL Kokosblütenzucker • 2 EL Olivenöl • 4 EL weißer Kräuteressig • 150 ml Mineralwasser mit Kohlensäure • Salz • Pfeffer aus der Mühle

1. Weißkohl hobeln, mit Kümmel und Salz in eine Schüssel geben und gut mischen.
2. Für das Dressing Zwiebel klein hacken und mit Zucker, Öl, Essig und Mineralwasser in eine Schüssel geben, gut vermengen und mit Salz und Pfeffer abschmecken.
3. Den Salat abgedeckt mindestens 12 Stunden im Kühlschrank ziehen lassen.

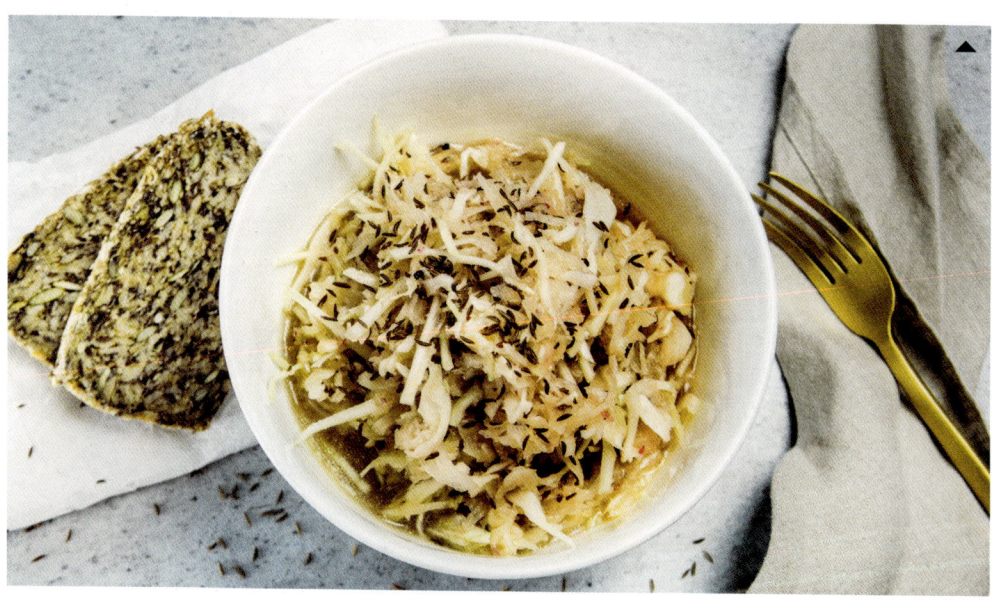

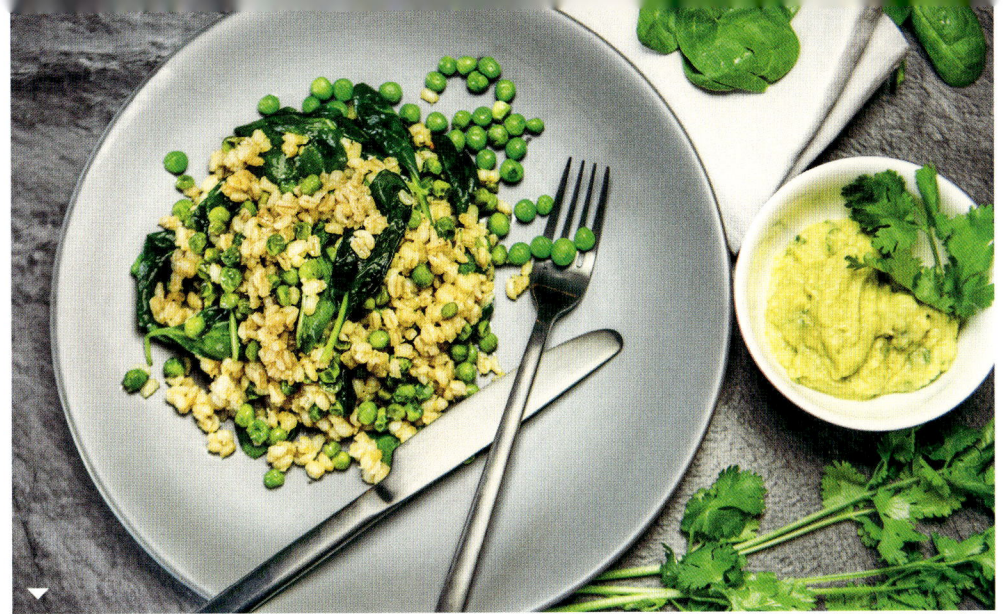

ZITRONIGES GERSTENRISOTTO

MIT ERBSEN

Unsere Atmung hat auch etwas mit der Wahrnehmung durch unsere Sinne zu tun. Versuchen Sie also heute bei der Zubereitung Ihres Essens ganz bewusst zu riechen und die verschiedenen Aromen aufzunehmen: Wie riechen die Erbsen? Welche Gerüche nehmen Sie bei der Zubereitung der Sauce wahr? Ganz nach dem Motto: Achtsamkeit in der Küche und beim Kochen.

70 g Gerstengraupen • 200 ml Kokosmilch •
70 ml Gemüsebrühe • 1 EL Rapsöl • 50 g frischer
Spinat • 70 g Erbsen
Für die Sauce: ½ Avocado • Saft einer Zitrone •
1 Knoblauchzehe • 1 Handvoll Koriander • Salz •
Pfeffer aus der Mühle

1. Gerstengraupen gründlich waschen und mit der Kokosmilch und der Gemüsebrühe in einen großen Kochtopf geben. Kurz aufkochen lassen, den Topf abdecken und alles bei geringer Hitze für 25 Minuten köcheln lassen.
2. Die Erbsen und den Spinat säubern. Rapsöl in einer Pfanne langsam erhitzen und den Spinat und die Erbsen trocken tupfen, hinzugeben und kurz anbraten.
3. Für die Sauce Avocadowürfel, Zitronensaft, Knoblauch und Koriander im Mixer glatt pürieren, mit Salz und Pfeffer abschmecken und zur Seite stellen.
4. Die fertig gegarten Gerstengraupen in die Pfanne geben und die cremige Sauce untermischen.
5. Das Gerstenrisotto auf einem Teller oder in einer Bowl anrichten und mit Korianderblättchen garniert servieren.

CHALLENGE: ZWEITER TAG

Heute widmen Sie sich der bewussten Verbindung zwischen Körper und Seele. Das Ziel ist, dass Sie Ihren Körper wahrnehmen und wertschätzen. Der erste Schritt ist, die Realität so anzunehmen, wie sie ist, ohne sie zu bewerten, zu be- oder zu verurteilen. Mit sanften Rotationen unterstützt der *fayo*-Flow Sie dabei und schafft ein Gefühl der Verbundenheit mit dem, was gerade ist. Lassen Sie sich darauf ein und spüren Sie, was passiert.

> »Das Glück liegt in uns,
> nicht in den Dingen.«
> Siddhartha Gautama Buddha

Achtsamkeitsübung

Mit dem Mini-Body-Scan können Sie zum Abschluss eine Bestandsaufnahme des Körpers machen, wertfrei und mit voller Akzeptanz. Durch das innere »Abtasten« Ihres Körpers werden Ihre Konzentration und die Beziehung zwischen Körper und Geist gefördert.

fayo-Flow (Video auf fayo.de/gf)

Heute widmen wir uns im *fayo*-Flow den Rotationen. Diese Drehbewegungen aktivieren den Stoffwechsel, wirken entgiftend und spülen Abfall und Seelenmüll raus. Wichtig ist auch hier eine ruhige und tiefe Atmung. Haben Sie Ihren Atem unter Kontrolle, kontrollieren Sie auch Ihren Körper und Ihren Geist. Trinken Sie im Anschluss an den *fayo*-Flow viel Wasser oder ungesüßten Tee, um die durch die körperliche Bewegung losgelösten Schadstoffe auszuschwemmen und den natürlichen Detox-Effekt optimal zu nutzen.

Was gibt's heute zu essen?

Der Fresh-Brain-Smoothie wird dafür sorgen, dass Sie den zweiten Tag der Challenge mit klarem Geist antreten können. Der Rote-Bete-Salat ist dann ein wunderbar leichtes Mittagessen. Die leckere Kichererbsen-Protein-Bowl sorgt für Kraft, denn sie liefert jede Menge Ballaststoffe, komplexe Kohlenhydrate und ungesättigte Fettsäuren. Kichererbsen halten lange satt, ohne den Blutzuckerspiegel in die Höhe zu treiben. Nutzen Sie diesen Effekt und versuchen Sie, nach dieser Mahlzeit eine Essenspause von 16 Stunden einzuhalten, um die positiven Effekte des Intervallfastens zu nutzen.

EIN FESTER TERMIN

Eine Achtsamkeitsübung ist wie eine Verabredung mit sich selbst. Nehmen Sie sich vor, jeden Tag die Übung zur selben Zeit durchzuführen. Setzen Sie sich eine Erinnerung im Handy und kommen Sie nicht zu spät. Die beste Zeit ist erfahrungsgemäß am frühen Morgen. So starten Sie voller Elan in den Tag.

MINI-BODY-SCAN

Sie können die Übung auch gemeinsam mit Ihrem Partner oder einer Freundin machen und sich den Body-Scan gegenseitig vorlesen und dabei mitmachen.

ACHTSAMKEITSÜBUNG
»MINI-BODY-SCAN«

- Legen Sie sich auf den Rücken, strecken Sie die Arme etwas vom Körper weg, die Beine hüftbreit öffnen. Schließen Sie Ihre Augen – aber bitte nicht einschlafen!
- Beobachten Sie Ihren Atem. Betrachten Sie, wie sich Ihre Bauchdecke hebt und senkt, ganz von selbst, ohne dass Sie etwas tun müssen.
- Nehmen Sie wahr, wie der Körper auf der Unterlage liegt. Lassen Sie mit jeder Ausatmung los und geben Sie Ihr Körpergewicht an den Boden ab.
- Lenken Sie Ihre Aufmerksamkeit auf eine Reise durch Ihren Körper und machen Sie eine Bestandsaufnahme.
- Beobachten Sie die auftretenden Empfindungen: die Temperatur, ein Kribbeln, Berührungen, oder vielleicht bemerken Sie auch gar nichts. Was auch immer Sie spüren, es ist vollkommen in Ordnung. Lenken Sie Ihren Atem an die Stelle, nehmen Sie neugierig wahr und beobachten Sie die Veränderung.
- Sie beginnen im linken Fuß, Zehen, Fußsohle. Wandern Sie mit Ihrer Aufmerksamkeit weiter nach oben in den Unterschenkel, das Knie, den Oberschenkel und schließlich in die linke Hüfte.
- Wenn Sie so weit sind, spüren Sie mit der Atmung nach und schicken Sie dann Ihren Atem in das rechte Bein herunter und nehmen Sie auf dem umgekehrten Weg den rechten Fuß, den Unterschenkel, das Knie, den Oberschenkel und schließlich die rechte Hüfte wahr.
- Werden Sie mit jeder Ausatmung schwerer und nehmen Sie genau wahr, wie sich Verspannungen bei jeder Ausatmung lösen.
- Lenken Sie Ihre Aufmerksamkeit nacheinander in die Körperteile. Linke Hand, Finger, Unterarm, Ellbogen, Oberarm, Schulter, rechte Hand, Finger, Unterarm, Ellbogen, Oberarm, Schulter.
- Anschließend in den Nacken, den Kopf, Ihr Gesicht, lassen Sie die Gesichtszüge weich werden, entspannen Sie Ihre Zunge.
- Jeder Wechsel von einer Körperpartie wird durch ein bewusstes intensives Ein- und Ausatmen unterstützt.
- Verweilen Sie nun noch einige Minuten in Ihrer Vollkommenheit – verbunden durch Ihren Atem.

ENERGETISIERENDE ROTATIONEN

Führen Sie diesen und alle weiteren fayo-Flows mindestens zweimal durch. Beim ersten Mal beginnen Sie mit der hier gezeigten Seite, beim zweiten Mal wechseln Sie auf die andere, um ausgeglichen zu üben. Nicht vergessen bei www.fayo.de/gf motiviert und korrigiert Sie Mira!

FAYO-FLOW »BEWEGLICHER RÜCKEN«

- Im Vierfüßlerstand einatmend Po hochschieben und Hohlkreuz machen. Ausatmend den Nabel einziehen, den oberen Rücken runden. 4-mal wiederholen. (1)
- Einatmend Finger zu den Knien drehen. Ausatmen, Po zu den Fersen absenken. In 5 Atemzügen weiter absenken, Finger fest in die Matte pressen. Langsam lösen, einatmend zurück in den Vierfüßlerstand. (2)
- Ausatmend in den herabschauenden Hund kommen und für 5 Atemzüge bleiben; Fersen Richtung Boden drücken, Hände fest in den Boden pressen. Beckenboden, Nabel und Rippen nach innen ziehen. Einatmend Bein heben und lang zur Decke stecken. (3)
- Ausatmend einen Fuß nach vorne zwischen die Hände stellen, hinteres Bein strecken, Fuß aufstellen, die Handflächen berühren neben dem Fuß den Boden. (4)
- Einatmend Oberkörper aufrichten, hinteren Fuß schräg abstellen, die Arme lang nach oben öffnen. 4 Atemzüge mit jeder Ausatmung tiefer kommen. (5)
- Ausatmen Twist: mit gestreckten Armen zur Seite aufdrehen. Für 3 Atemzüge bleiben und ausatmend weiter steigern. (6)
- Einatmend Oberkörper nach vorne drehen, Handflächen nach oben, Füße parallel, Beine gestreckt und gegrätscht. Ausatmend Handgelenke überstrecken, Fingerspitzen ziehen zum Boden. Schulter nach unten ziehen, 3-mal tief ein- und ausatmen. (7)
- Ausatmend Oberkörper gerade in die Vorbeuge bringen, Arme seitlich auf Schulterhöhe gestreckt. 4 Atemzüge bleiben. (8)
- Rotation: ausatmend Rumpf nach links drehen, linke Hand berührt den Boden, rechte Hand zeigt zur Decke. Einatmend zurück nach vorne drehen, Arme hängen lassen, Wirbel für Wirbel in den Stand rollen. (9)
- Im hüftbreiten Stand einatmend die Arme über vorne lang über Kopf ziehen, Handflächen zueinander. Ausatmend langsam in die Rückbeuge ziehen. Leisten schieben nach vorn. Für 3 Atemzüge bleiben. (10)
- Rotation: Ausatmend einen Arm absenken, der Blick folgt. 3 Atemzüge bleiben, tiefer in die Rückbeuge kommen. Einatmend beide Arme nach oben bringen. (11)
- Ausatmend in den Stand kommen, Hände über dem Kopf schließen. Zum Nachspüren die Hände vor die Brust nehmen und 10-mal tief ein- und ausatmen. (12)

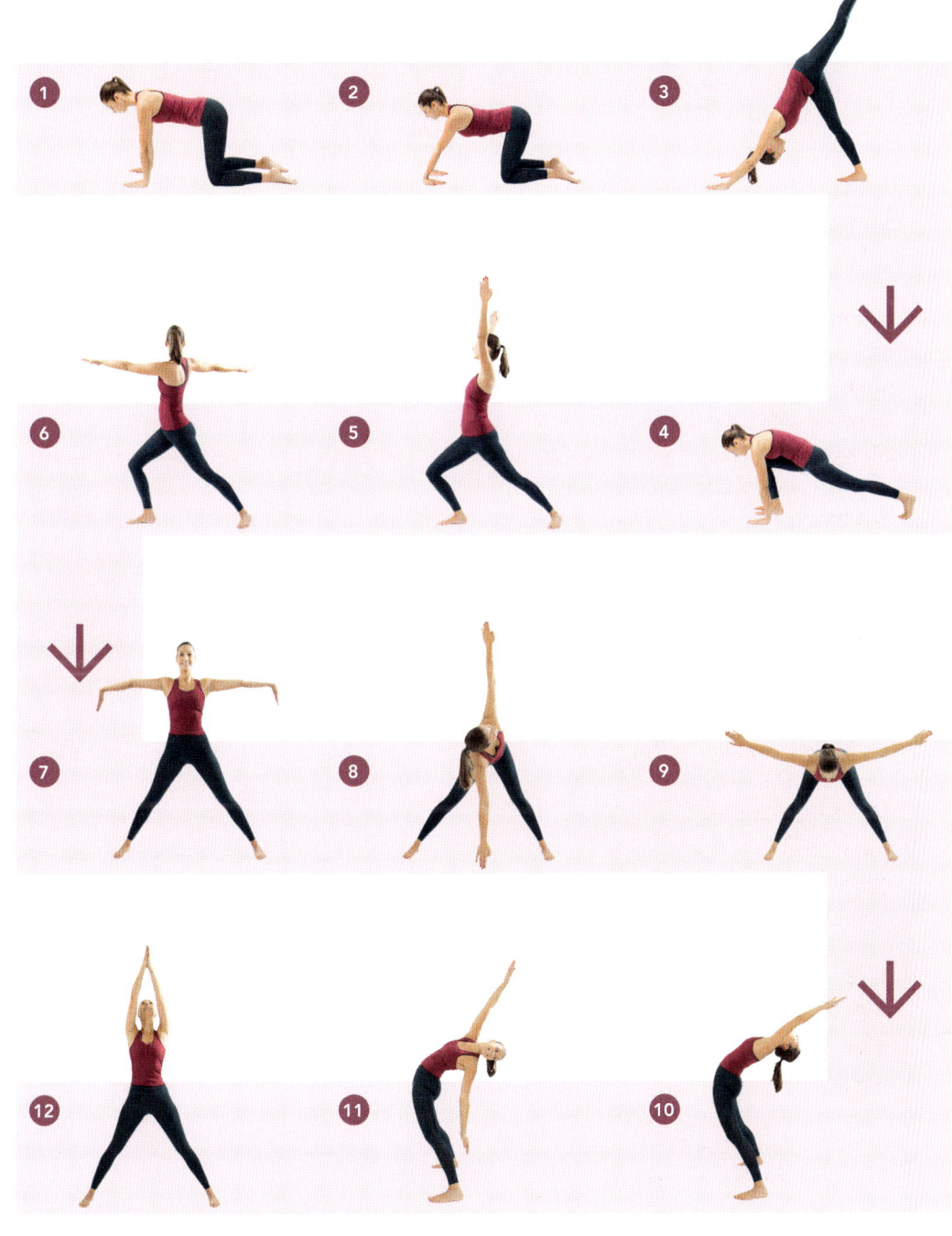

FRESH-BRAIN-SMOOTHIE

DER ERFRISCHUNGS-KICK AM MORGEN

*½ Salatgurke • ½ Zitrone • 1 Birne • 1 kleine
Fenchelknolle • ½ Avocado • 200 ml grüner Tee*

1. Alle Zutaten für den Smoothie waschen
   und gegebenenfalls schälen. Je nach Leistungsstärke Ihres Mixers außerdem entsprechend in Stücke schneiden.
2. Geben Sie alle Zutaten und 250 ml grünen
   Tee in den Mixbehälter und pürieren Sie
   das Obst und Gemüse, bis es cremig ist.

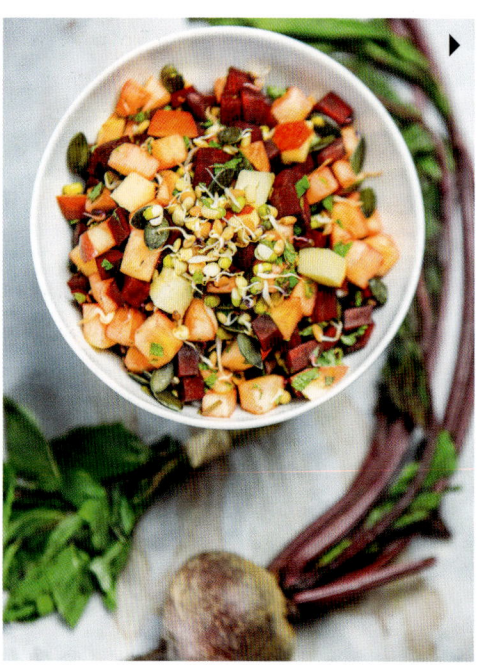

TIPP

Fügen Sie gerne etwas Wasser hinzu, sollte
Ihnen die Konsistenz zu dickflüssig sein.

Rohkostsalat

ROTE-BETE-SALAT MIT FRISCHER MINZE

WIRKT BLUTDRUCKSENKEND

*200 g Rote Bete (frisch und ungekocht) • 1 Apfel •
1 Handvoll frische Minze
Für das Dressing: 4 EL Apfelessig • 1 EL Olivenöl •
3 EL Zitronensaft • Salz • Pfeffer aus der Mühle
Für das Topping: 1 EL Kürbiskerne • 1 EL Kresse •
1 EL Sprossen*

1. Die Blätter und Wurzel der Roten Bete ab-
   schneiden und die Knollen gut waschen
   und kräftig abbürsten.
2. Den Apfel waschen, vierteln und von
   Strunk, Stiel und Kerngehäuse befreien.
   Rote Bete und Apfel in kleine Würfel
   schneiden und in eine Schüssel geben.
3. Die Minze waschen, fein hacken und unter
   den Salat heben.
4. Für das Dressing Apfelessig, Olivenöl und
   Zitronensaft cremig rühren und mit Salz
   und Pfeffer abschmecken. Anschließend
   über den Salat geben und gut vermengen.
5. Den Salat für 10–15 Minuten im Kühlschrank ziehen lassen. Mit Kürbiskernen,
   Kresse und Sprossen garniert servieren.
   Nach Belieben mit Zitronensaft beträufeln.

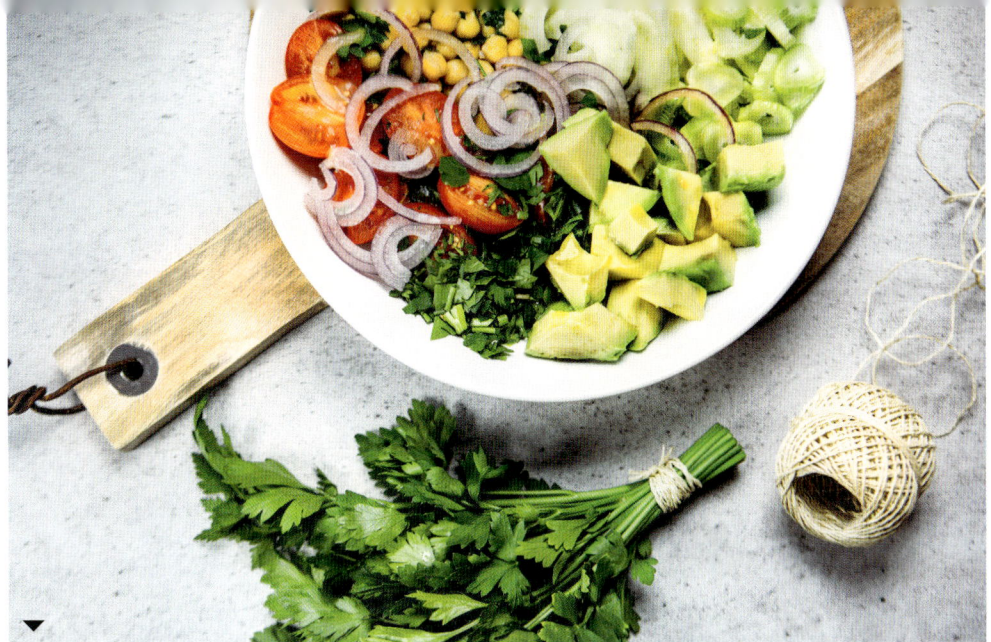

KICHERERBSEN-PROTEIN-BOWL

VIEL EIWEISS PLUS BALLASTSTOFFE

Kichererbsen sind eine super Proteinquelle, sie enthalten besonders viel Eiweiß und sind sehr ballaststoffreich.

150 g Kichererbsen (aus dem Glas) • 1 kleine rote Zwiebel • ½ Avocado • 5 Cherry-Tomaten • ½ Fenchelknolle • 1 Handvoll glatte Petersilie
Für das Dressing: Saft von 1 Zitrone • 2 EL Olivenöl • 4 EL Balsamicoessig • 1 EL Feigensenf • 1 TL Cayennepfeffer • Salz • Pfeffer aus der Mühle

1. Die Kichererbsen waschen und in einer großen Schüssel beiseitestellen.

2. Zwiebel schälen und in feine Ringe schneiden. Avocado halbieren, den Kern entfernen. Das Fleisch aus der Schale lösen und in Würfel schneiden. Tomaten waschen und halbieren. Zwiebelringe, Avocadowürfel und Tomatenhälften zu den Kichererbsen in die Schüssel geben.

3. Fenchelknolle waschen und in mundgerechte Stücke schneiden. Petersilie waschen, trocken schütteln, hacken und ebenfalls in die Schüssel geben.

4. Für das Dressing den Zitronensaft mit Olivenöl, Balsamicoessig, Feigensenf und Cayennepfeffer cremig rühren und mit Salz und Pfeffer abschmecken.

5. Das Dressing über die Zutaten in der Schüssel geben, vorsichtig vermengen und servieren.

CHALLENGE: DRITTER TAG

Tag drei Ihrer Challenge ist angebrochen. So langsam kommen Sie bestimmt in Fahrt. Für Ihre persönliche Weiterentwicklung brauchen Sie einen ruhenden Geist und Standfestigkeit. Deshalb machen Sie sich heute groß, denn Sie sind großartig! Eine bewusste Atmung in Kombination mit »Größe schenkenden« Bewegungsabläufen helfen Ihnen dabei abzuschalten, den Geist zu beruhigen und Stress abzubauen. Das ist der erste Schritt für mehr Gesundheit und Glück.

»Das Geheimnis des Vorwärtskommens besteht darin, den ersten Schritt zu tun.«

Mark Twain

Achtsamkeitsübung

Haben Sie schon mal ganz bewusst einen Fuß vor den anderen gesetzt? Passend zum Thema des heutigen *fayo*-Flows ist die Achtsamkeitsübung eine aktive Gehmeditation. Denn anstatt vor unseren Aufgaben und Herausforderungen wegzulaufen, helfen bewusste kleine Schritte dabei, einen kühlen Kopf zu bewahren und nichts zu überstürzen. So schaffen Sie es, Ihrem Ziel näher zu kommen.

fayo-Flow (Video auf fayo.de/gf)

Der heutige Flow verleiht Ihnen Standfestigkeit und Größe, kurz: Stärke. Wachsen Sie über sich hinaus und wagen Sie Neues – heute wird sich nicht versteckt! Im Gegenteil, machen Sie sich lang, strecken Sie sich aus! Die stehenden Haltungen und Vorbeugen unterstützen Sie dabei, energiegeladen und geerdet in den Tag zu starten. Wenn Sie den *fayo*-Flow mehrmals hintereinander durchführen, erzeugen Sie jede Menge Wärme und neue Energie. Genau die richtige Basis für Ihre Veränderung.

Was gibt's heute zu essen?

Der Morgen startet mit einem Gute-Laune-Smoothie, der nicht nur die Stimmung hebt, sondern durch die Zutaten anregend und energetisierend wirkt. Dill ist für seine aktivierenden Eigenschaften bekannt und veredelt den Dill-Fenchel-Radieschen-Salat mit einem leicht süßlichen Geschmack. Außerdem ist Dill reich an Vitamin C. Die Wurzeln von Masala sind in der indischen Heillehre des Ayurveda zu finden. Ein Masala beschreibt ein »heißes« Gewürz, das eine wärmende Wirkung auf unseren Körper hat. Erleben Sie dieses wohlige Gefühl als Energie-Booster in unserem Indischen Masala.

GEHMEDITATION

Der Weg als Ziel. In der Gehmeditation gehen Sie nur, um das Gehen zu genießen. Sie gehen nicht, um irgendwo anzukommen. Tun Sie bewusst das, was Sie ohnehin täglich tun: gehen und atmen. Sie werden sehen, wie befreiend es ist, nicht einer Sache hinterherzuhetzen, sondern Ruhe, Stabilität und innere Klarheit zu finden.

ACHTSAMKEITSÜBUNG »WALK«

- Diese Übung können Sie überall machen: Stellen Sie sich mit beiden Beinen fest auf den Boden. Nun schauen Sie sich um und machen Sie sich mit Ihrer Umgebung vertraut. Wo stehen Sie? Sind Sie draußen, im Park, oder drinnen, zu Hause oder an Ihrem Arbeitsplatz?
- Wenn Sie sich orientiert haben, setzen Sie einfach einen Schritt vor den anderen. Unterteilen Sie in Gedanken nun jeden Schritt in einzelne kleine Abschnitte: »anheben«, »vorschieben«, »aufsetzen« …
- Diese ganz einfache Anweisung im Geiste zu jeder einzelnen Bewegung beim Schritteaneinandersetzen ermöglicht es Ihnen, ganz bei der Sache zu bleiben und nicht mit den Gedanken abzuschweifen.
- Fragen Sie sich stattdessen beim Gehen zum Beispiel »Wie geht es mir?« oder »Was brauche ich?«, »An welchem Punkt meines Lebens befinde ich mich gerade?«, »Was würde mir jetzt guttun?«, »Wofür bin ich dankbar?« …
- Halten Sie einen Moment inne und fragen Sie sich »Wie geht es mir?«. Beantworten Sie die Frage ehrlich und aufrichtig. Es hört ja niemand. Fühlen Sie sich gesund und munter, voller Energie? Sind Sie ausgeglichen, glücklich und zufrieden? Oder gibt es doch das eine oder andere Wehwehchen, oder haben Sie vielleicht sogar größere Sorgen? Das Leben wandelt sich beständig, und Gesundheit und Glück bilden keinen in Stein gemeißelten Zustand, sondern sind nur Momentaufnahmen. Bedenken Sie: Gesundheit ist viel mehr als nur die Abwesenheit von Krankheit. Gesundheit bedeutet auch, im Einklang von Körper und Geist leben zu können.

ENTSPANNEN BEI DER ARBEIT

Die Übung lässt sich auch prima am Arbeitsplatz durchführen: auf dem Weg vom Schreibtisch zur Toilette oder zur Kaffeemaschine.

FÜR STANDFESTIGKEIT & GRÖSSE

Heute richten Sie sich auf, zeigen Ihre Größe. Körper und Geist entwickeln sich meist vereint. Üben Sie gemäß Ihrer Möglichkeiten und genießen Sie Positionen, die noch schwerfallen. Sie dürfen statt 2 auch 4 oder 6 Durchgänge machen. Beachten Sie die Seitenwechsel. Viel Spaß!

FAYO-FLOW »AUFRECHT STEHEN«

- Einatmend Arme lang über die Seite heben. Ausatmend Knie beugen, Po nach hinten schieben, in den Stuhl kommen. Schambein anziehen, Rücken gerade, Brust hoch. 5 Atemzüge hier bleiben. (1)
- Einatmend Beine strecken, ausatmend den Oberkörper vorbeugen, Arme hängen lassen, Handflächen bei gestreckten Beinen auflegen. 3 Atemzüge hier bleiben. (2)
- Einatmend Knie beugen, Hände so weit wie möglich hinter die Beine bringen, Finger berühren die Matte. Ausatmend Beine strecken, Finger am Boden lassen. (3)
- Einatmend Wirbel für Wirbel nach oben kommen, ausatmend leichte Rückbeuge, bei nach oben gestreckten Armen. Leisten vorschieben. 3 Atemzüge hier bleiben. (4)
- Gewichtsverlagerung auf ein Bein. Einatmend das jeweils entgegengesetzte Knie mit einer Hand nach oben ziehen. Balance finden, für 2 Atemzüge halten. (5)
- Ausatmend das angewinkelte Knie zur Seite öffnen. 5 Atemzüge halten. (6)
- Das Knie nach hinten führen, mit der Hand den Spann greifen und gegen die Handfläche drücken, das Bein dabei so weit es

geht nach oben bringen. Dabei das Schambein nach vorne kippen. Den linken Arm diagonal zur Decke führen. Balance finden und 5 Atemzüge halten. (7)
- Hinteren Arm lösen, hinteres Bein strecken, parallel zum Boden und mit geradem Oberkörper tief kommen. Oberkörper und Bein bilden eine Linie. Das Standbein ist gestreckt, beide Arme sind seitlich am Körper. 3 Atemzüge hier bleiben. (8)
- Ausatmend das schwebende Bein nach hinten auf die Matte setzen, einatmend die Arme neben die Ohren heben. (9)
- Ausatmend Arme über den Kopf nach hinten unten führen. Schultern tief, Brustkorb geöffnet. Für 2 Atemzüge bleiben, Körperspannung bewusst aufbauen. (10)
- Einbeiniger Stuhl: Dazu Gewicht auf das hintere Bein legen, in eine tiefe Kniebeuge gehen und den rechten Knöchel auf das linke Knie legen. Der Oberkörper bleibt aufrecht. 3 Atemzüge hier bleiben. (11)
- Einatmend in den Stand kommen, Füße schulterbreit. Ausatmend Beine lockern. Einatmend Arme gestreckt neben die Ohren heben. Ausatmend in eine Rückbeuge gehen, Arme nach unten führen. (12)

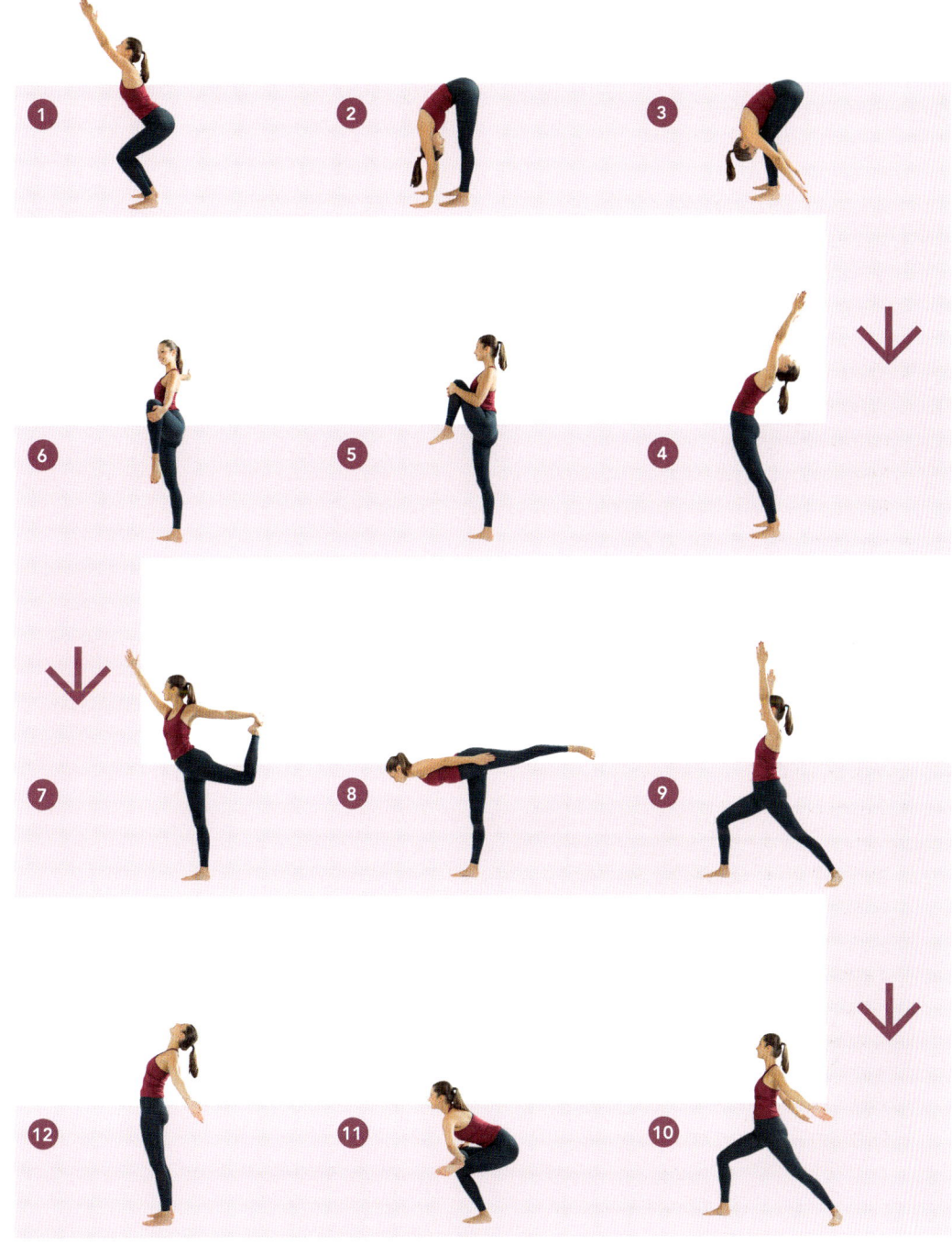

GUTE-LAUNE-SMOOTHIE

DAMIT DIE LAUNE STEIGT

2 Kiwis • 1 Mango • 1 daumengroßes Stück Ingwer • 1 Handvoll Spinat • 200 g Himbeeren • 200 ml Kokoswasser

1. Kiwis schälen und vierteln, Mango schälen, in kleine Stücke schneiden, Ingwer schälen, sehr klein hacken. Spinat waschen.
2. Kokoswasser in den Standmixer füllen. Anschließend Kiwi, Mango, Ingwer, Spinat und Himbeeren zufügen und alles pürieren, bis es cremig ist.

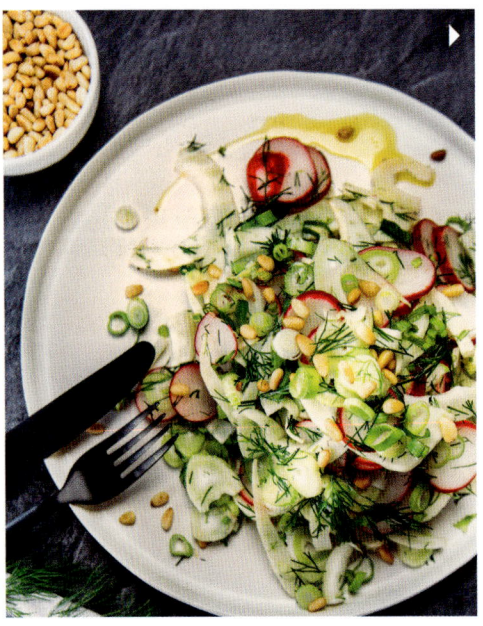

DILL-FENCHEL-RADIESCHEN-SALAT

MIT ORANGENDRESSING

2 EL Pinienkerne • 1 Fenchelknolle • 5 Radieschen • ½ Frühlingszwiebel • ½ Bund Dill
Für das Dressing: Saft von ½ Orange • 2 EL Olivenöl • 4 EL weißer Balsamico • Salz • Pfeffer aus der Mühle

1. Die Pinienkerne in einer beschichteten Pfanne ohne Öl anrösten, bis sie leicht braun werden und lecker duften. Zum Abkühlen beiseitestellen.
2. Die gewaschene Fenchelknolle, Radieschen und die Frühlingszwiebel in feine Ringe schneiden, die Zwiebel hacken und gemeinsam in eine Schüssel geben.
3. Den Dill waschen, abtrocknen und klein gehackt unter den Salat heben.
4. Für die Vinaigrette den Orangensaft, Öl, Balsamico, Salz und Pfeffer mischen und gut verrühren.
5. Die Orangen-Vinaigrette über den Salat geben und vermengen. Mit den Pinienkernen garnieren und servieren.

TIPP

Wenn Sie den Salat 20–30 Minuten bei Zimmertemperatur ziehen lassen, intensiviert sich der Orangengeschmack.

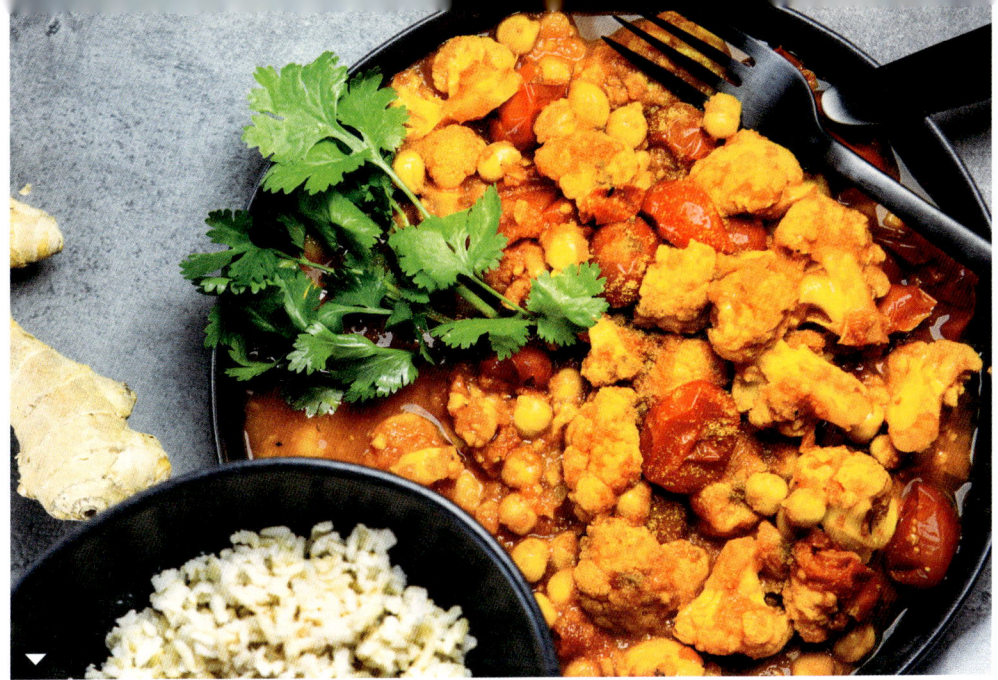

INDISCHES MASALA

EINFACH, ABER GUT

60 g Naturreis • 2 EL Kokosöl • 1 daumengroßes
Stück Ingwer • 1 Knoblauchzehe • 1 kleine rote
Zwiebel • 1 TL Chiliflocken • 1 TL Kurkuma •
1 TL Kreuzkümmel • 1 TL Garam Masala •
½ Blumenkohl • 1 Dose gehackte Tomaten •
½ Glas Kichererbsen • Salz • Pfeffer aus der Mühle
Zum Garnieren: 2 EL gehackter Koriander

1. Den Naturreis gemäß Packungsangabe
   zubereiten.
2. Das Kokosöl in einer großen Pfanne oder
   in einem Wok erhitzen.
3. Ingwer, Knoblauch und Zwiebel schälen,
   klein hacken und im heißen Kokosöl
   andünsten.
4. Nach 3 Minuten geben Sie die Gewürze
   hinzu und braten sie für weitere 3 Minuten
   mit an.
5. Den Blumenkohl in Röschen schneiden
   und in der Pfanne für 3 Minuten anbraten.
6. Den Pfanneninhalt mit den gehackten Tomaten ablöschen und nach Belieben etwas
   Wasser hinzugeben.
7. Das Masala auf kleiner Flamme für 20 Minuten köcheln lassen.
8. Die Kichererbsen abwaschen und zum
   Schluss für 3 Minuten in das Masala geben.
9. Mit Pfeffer und Salz abschmecken und mit
   dem gehackten Koriander servieren.

CHALLENGE: VIERTER TAG

Wie fühlen Sie sich? Spüren Sie bereits positive Veränderungen, oder sind Sie gestresst? Dann atmen Sie dreimal tief ein und aus.

»Ein gesundes Außen beginnt mit einem gesunden Innen.«

Robert Urich

Stress abbauen und vermeiden

Dauerstress ist Gift für Ihr Immunsystem. Wird das Stresshormon Cortisol ausgeschüttet, führt dies zu Entzündungsreaktionen und Übersäuerung. Im Körper entwickelt sich ein entzündlicher Dauerzustand, der zunächst kaum zu spüren ist, aber langfristig die Entstehung von Gefäß- und Herzkrankheiten, Bluthochdruck, Übergewicht, Schmerzzuständen, Darmerkrankungen, Diabetes und Krebs fördert. Vor allem anhaltender psychosozialer Stress, also der, den wir uns selbst machen, ist der Übeltäter. Neben den somatischen Zuständen sind es psychische Erkrankungen wie Depressionen, Ängste und Panikattacken, die zunehmen. Etwa zwei Drittel der Erkrankungen hierzulande sind nicht nur ernährungs-, sondern auch stressbedingt.

Achtsamkeitsübung

Mit der Achtsamkeitsübung wird diese Entspannung mental unterstützt. Seien Sie bei sich, machen Sie sich frei von der Welt da draußen, die kann warten. So bauen Sie Stress ab!

fayo-Flow (Video auf fayo.de/gf)

Im *fayo*-Flow lassen wir die (An)-Spannung wortwörtlich los. Stress im Alltag, Fehlhaltung im Sitzen plus der Druck, der oft auf unseren Schultern lastet, sorgen vor allem im Schulter- und Nackenbereich für Verspannungen.

Was gibt's heute zu essen?

Heute kommt »Beauty Food« auf den Teller! Die Haut ist Spiegelbild der Seele und der Gesundheit. Der Beauty-Smoothie und der Apfel-Rotkohl-Salat regen die Zellerneuerung an: Der rote Farbstoff Betanin wirkt entzündungshemmend. Vitamin C, Magnesium, Folsäure und verschiedene B-Vitamine wirken antioxidativ und schützen vor freien Radikalen. Der Auberginen-Kurkuma-Reis enthält Gelbwurz, der für seine antibakterielle Wirkung bekannt ist und in Indien seit jeher zur Pflege von Haut und Haaren eingesetzt wird. Ist der Körper gesund, strahlt die Haut.

SMARTPHONE-DETOX

Legen Sie Ihr Handy beiseite. Stellen Sie sich Regeln auf, etwa: Während des Essens hat das Handy nichts auf dem Tisch zu suchen! Kein Handy im Schlafzimmer! Gönnen Sie sich Handy- und Smartphone-Pausen.

LOSLASSEN

Erkennen Sie Vergangenes an und lassen Sie es wohlwollend und guten Gewissens weiterziehen. Entscheiden Sie sich, die Realität so anzunehmen, wie sie ist, und finden Sie Akzeptanz im Augenblick. Machen Sie den Weg frei für neue Energie, neue Erfahrungen und neue positive Gewohnheiten.

ACHTSAMKEITSÜBUNG »LET GO«

- Nehmen Sie eine bequeme Haltung ein, schließen Sie Ihre Augen und kommen Sie an dem Ort, an dem Sie sich befinden, in Ruhe an.
- Nehmen Sie 5 bewusste, tiefe Atemzüge und geben Sie mit jeder Ausatmung mehr Gewicht an den Boden oder den Stuhl ab.
- Beobachten Sie, wie der natürliche Atemrhythmus durch Ihren Körper strömt.
- Richten Sie dann Ihren Fokus nach innen. Erlauben Sie sich, die Zeit zu nutzen, um in Ihrem Inneren, in Ihrem inneren Zuhause, anzukommen.
- Spüren Sie, was gerade in Ihnen vorgeht. Welche unangenehmen oder stressigen Situationen spielen in Ihrem Leben gerade eine große Rolle? Vielleicht ist es auch ein Ereignis in der Vergangenheit, das Sie immer noch beschäftigt? Oder es handelt sich um Gefühle, von denen Sie sich bisher nur schwer verabschieden konnten. Egal, was es ist, jetzt haben Sie die Möglichkeit, es loszulassen.

- Nehmen Sie sich einen Punkt vor und betrachten Sie ihn. Nehmen Sie das Ereignis oder Gefühl an.
- Lassen Sie »Was wäre wenn?«- oder »Was wird sein?«-Gedanken hinter sich und richten Sie den Blick auf die Gegenwart.
- Verabschieden Sie sich dankend und schaffen Sie Platz für Klarheit und neue Lebensenergie.
- Beim Einatmen innerlich »lass« wiederholen, beim Ausatmen »los«.
- Wiederholen Sie das so oft, bis sich ein freies, warmes Gefühl in Ihnen ausbreitet.

ACHTSAM WARTEN

Setzen Sie einen Fokus. Schauen Sie, wie lange Sie Ihre Aufmerksamkeit bei einem Objekt in Ihrer Umgebung halten können. Das kann im Supermarkt an der Kasse sein oder an der Bushaltestelle. Warten müssen Sie schließlich sowieso, also nutzen Sie die Wartezeit.

FÜR SCHULTERN & NACKEN

Heute lösen Sie, was auf Ihren Schultern lastet. Es geht um einen freien Kopf. Lassen Sie los und entdecken Sie weitere Winkel die Sie lange vernachlässigt haben. Fühlen Sie sich nach den letzten Tagen schon freier? Üben Sie am besten angeleitet von Mira unter www.fayo.de/gf

FAYO-FLOW »LOSLASSEN«

- Im Stand leicht in die Knie gehen und den linken Oberarm über dem rechten kreuzen. Unterarme nach oben anwinkeln, Handflächen berühren sich. Schultern ziehen mit jeder Ausatmung tief. 5 Atemzüge. (1)
- Einatmend Arme lösen, ausatmend in die Vorbeuge kommen, Beine gestreckt, Hände berühren den Boden, 3 Atemzüge. (2)
- Einatmend mit den Händen nach vorne wandern, ausatmend in den herabschauenden Hund finden. 3 Atemzüge bleiben. (3)
- Einatmend nach vorn in eine hohe Planke, Schulter über Handgelenk, gestreckte Beine, Schultern, Gesäß und Fersen in einer Linie. Von hier ausatmend über die Armkraft langsam tief kommen. Knie, Brust und Stirn zur Matte in Bauchlage bringen. (4)
- Einatmen, linken, später rechten Arm lang gestreckt auf den Boden legen. Jeweils Schultergelenk auf die Matte legen, ausatmen, Seitenlage links. Dehnung des linken Brustmuskels. Oberes Bein lang gestreckt hinter die Körperlinie führen. 5 Atemzüge stetig intensivieren. (5)
- In Bauchlage einatmend Beine anwinkeln, Hände greifen den Fußspann. Ausatmend die Füße in die Hände drücken, der Oberkörper hebt vom Boden ab in den Bogen. 5 Atemzüge halten. (6)
- Über eine Seite in die Rückenlage rollen. Die Schienbeine greifen und mit der Ausatmung schwungvoll hochrollen. (7)
- Auf den Zehen in die Hocke, für 4 Atemzüge die Dehnung intensivieren. (8)
- Vierfüßlerstand: Schultern über den Handgelenken, Bauch einziehen, Rücken gerade, Knie schulterbreit. Körperspannung aufbauen, für 2 Atemzüge bleiben. (9)
- Arme lang nach vorn gestreckt, die abgespreizten Daumen berühren sich, Po bleibt hinten und oben. 4 Atemzüge halten, ausatmend tiefer kommen. (10)
- Im Fersensitz für 3 Atemzüge nachspüren und loslassen. (11)
- Von hier in die Dehnung des Kopfwenders kommen. Dafür mit der linken Hand eine Faust machen, den Blick zur Faust wenden, angewinkelter Ellbogen zieht Richtung Boden. Die rechte Hand greift über den Hinterkopf und zieht das Ohr in Richtung Schulter, bis die Dehnung zu spüren ist. Der Rücken bleibt gerade, Brustkorb schiebt nach vorne. (12)

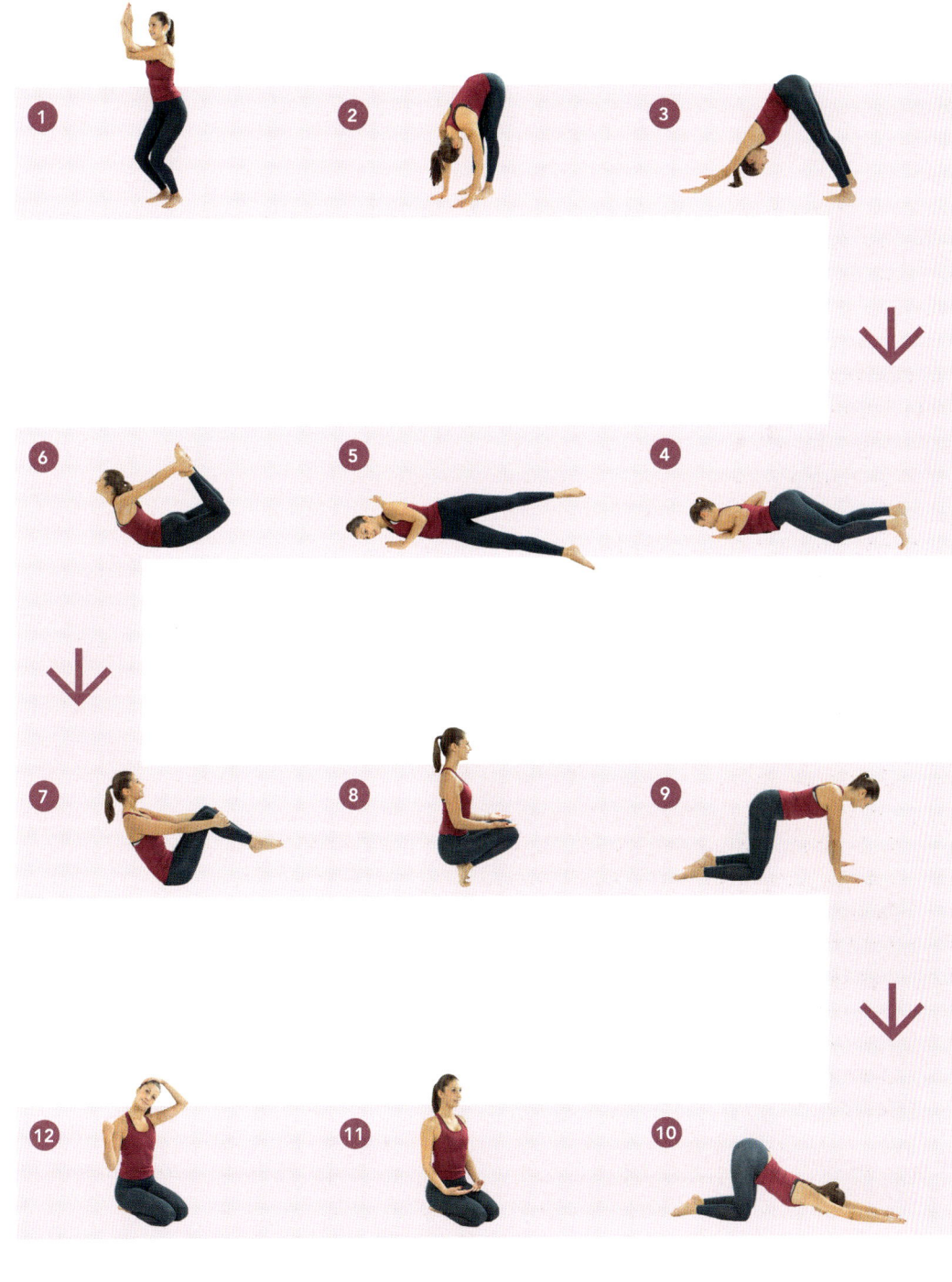

BEAUTY-SMOOTHIE

MACHT SCHÖN

3 Blatt Mangold mit Stiel • ½ Bund Basilikum •
½ Knolle Rote Bete • 2 Orangen • 1 TL Zimt

1. Alle Zutaten für den Smoothie waschen und gegebenenfalls schälen. Je nach Leistungsstärke Ihres Mixers außerdem entsprechend in Stücke schneiden.
2. Geben Sie alle Zutaten und 250 ml Wasser in den Mixbehälter und pürieren Sie das Obst und Gemüse, bis es cremig ist.

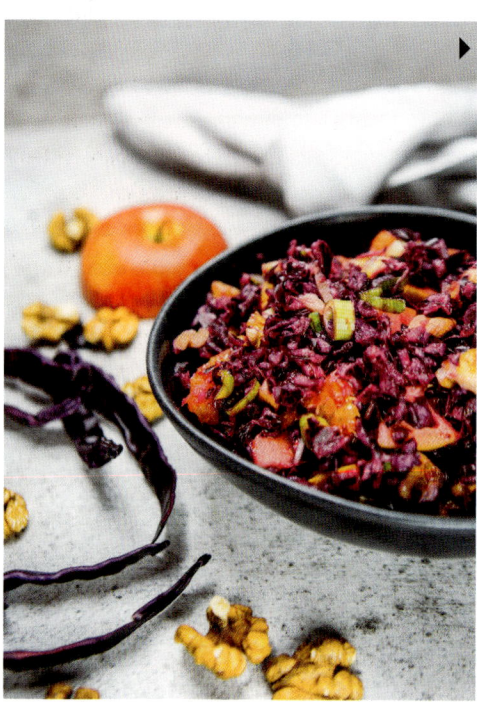

TIPP

Fügen Sie gerne etwas Wasser hinzu, sollte Ihnen die Konsistenz zu dickflüssig sein.

Rohkost

APFEL-ROTKOHL-SALAT

ANTI-AGING ZUM ESSEN

200 g Rotkohl • 1 Lauchzwiebel • 1 Apfel •
1 Orange • 2 EL Walnüsse, grob gehackt
Für das Dressing: Saft von 1 Orange • 2 EL Walnussöl • 4 EL weißer Balsamicoessig • Salz •
Pfeffer aus der Mühle

1. Den Rotkohl in feine Streifen schneiden, die Lauchzwiebel in feine Ringe, den Apfel vierteln, vom Kerngehäuse befreien und klein würfeln. Die Orange schälen und ebenfalls in Würfel schneiden. Alles in eine Schüssel geben.
2. Die Walnüsse grob hacken und beiseitestellen.
3. Für das Dressing den Orangensaft, Walnussöl und Balsamicoessig zu einer Vinaigrette verrühren und mit Salz und Pfeffer abschmecken.
4. Das Dressing über den Salat geben und unterrühren. Mit den gehackten Walnüssen garniert servieren.

TIPP

Walnüsse enthalten viel Vitamin E, welches unsere Zellen vor Stress schützt und antioxidativ wirkt.

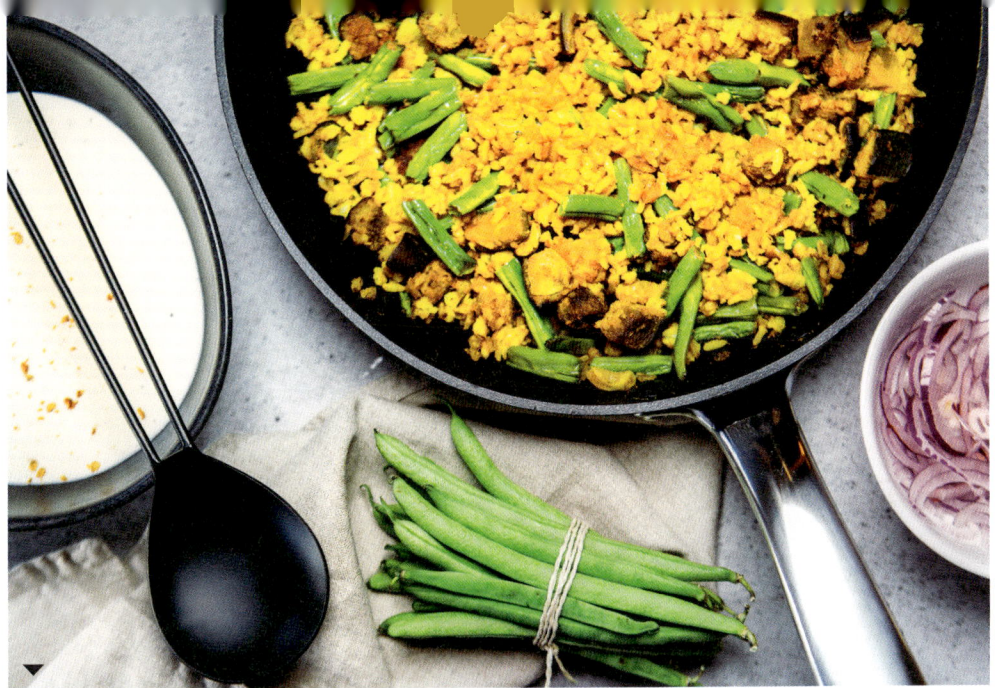

AUBERGINEN-KURKUMA-REIS

VITAMIN-B-BOMBE

60 g Vollkornreis • 1 Aubergine • 1 rote Zwiebel •
1 Knoblauchzehe • 1 Handvoll frische Bohnen •
2 EL Kokosöl • 1 EL Kurkumapulver • Salz • Pfeffer
Für den Kreuzkümmel-Dip: 150 g Sojajoghurt (un-
gesüßt) • 1 TL Kreuzkümmel • 1 EL Paprikapulver •
Saft von 1 Zitrone • 4 EL Olivenöl • Salz • Pfeffer
aus der Mühle • Chilipaste (nach Belieben)

1. Vollkornreis waschen und gemäß der
   Packungsangabe zubereiten.
2. Die Aubergine waschen und in Würfel
   schneiden, die Zwiebel und den Knoblauch
   schälen und fein hacken, die Bohnen waschen und halbieren.
3. Öl in einer Pfanne erhitzen und Knoblauch
   und Zwiebeln darin andünsten. Aubergi-
   nenwürfel und Bohnen hinzugeben und anbraten, bis die Auberginen weich sind.
4. Den gekochten Reis ebenfalls in die Pfanne geben. Kurkumapulver unterheben und
   alles weitere 4–5 Minuten anbraten.
5. Für den Dip alle Zutaten in eine Schüssel
   geben und gut mischen.
6. Die Reispfanne in eine Schüssel geben und
   mit dem Kreuzkümmel-Dip anrichten.

TIPP

Vollkornreis enthält mehr B-Vitamine und
Mineralstoffe als weißer, geschälter Reis.

CHALLENGE: FÜNFTER TAG

Heute ist Halbzeit! In der Mitte der 10-Tage-Challenge widmen Sie sich der Mitte Ihres Körpers. Ihre ganze Kraft ist dort zu finden. Ihre Mitte ist quasi Ihre Energiezentrale neben dem Gehirn. In Ihrer Mitte finden zahlreiche energetischen Verschlüsse statt, die dafür sorgen, dass die Lebensenergie im Körper gehalten wird. Die Atmung spielt dabei eine entscheidende Rolle.

»Die reinste Form des Wahnsinns ist es, alles beim Alten zu belassen und zu hoffen, dass sich etwas verändert.«

Albert Einstein

Achtsamkeitsübung

Lassen Sie Ihren Bauch heute einfach mal locker. Nicht ohne Grund wird in vielen Kulturen die Körpermitte als Zentrum der inneren Kraft betitelt. Legen Sie die Widerstände ab, akzeptieren Sie die Dinge, wie sie nun mal sind. Ein Lächeln dabei kann Wunder bewirken, Sie werden sehen.

fayo-Flow (Video auf fayo.de/gf)

Ein starkes Zentrum steht für körperliche und auch emotionale Balance. Die kräftigenden Übungen stärken Bauch und Rücken, verbessern die Körperspannung und richten Sie auf.

Flach und schön à la Waschbrettbauch? Das ist nicht das Ziel, und leider wird heutzutage kaum eine Körperregion so auf das Äußere reduziert wie der Bauch. Nicht nur die Verdauung, auch die Atmung leidet unter dem Schönheitsideal. Bauen Sie eine liebevolle Beziehung zu Ihrem Zentrum auf und hören Sie auf die Stimme des zweiten Gehirns. Atmen Sie bewusst tief in Ihren Bauch und spüren Sie das »Sweet Belly Movement«.

Was gibt's heute zu essen?

Wir starten mit dem Smoothie »Sweet Lover«, der Ihnen Energie liefern wird. Die Süßkartoffel-Grünkohl-Pfanne ist nicht nur Superfood, sondern auch supergut! Denn Grünkohl ist ein unglaublich gesundes und hoch basisches Gemüse. Er liefert viel Kalzium, Eisen, Vitamin K und Vitamin C plus eine Menge antioxidativ wirkende Pflanzenstoffe. Auch die Belugalinsen-Avocado-Bowl ist eine hochwertige Proteinquelle. Sie verfügt über einen hohen Anteil an B-Vitaminen, die sich positiv auf das Nervensystem und das Gehirn auswirken.

DER BECKENBODEN

Denken Sie an Ihren Beckenboden. Denn auch hier ist ein Muskelkomplex, der unbedingt trainiert werden muss. Durch die Anspannung des Beckenbodens werden Sie in den Übungen viel mehr Stabilität spüren. Dabei das Atmen nicht vergessen.

SCHENK DIR EIN LÄCHELN

Durch das Zentrieren auf die Körpermitte finden Sie innere Balance, Selbstvertrauen und Selbstsicherheit. Tasten Sie sich heran, schenken Sie sich ein Lächeln und verbinden Sie sich aufs Neue mit Ihrer Körpermitte – Ihrem Energiezentrum.

ACHTSAMKEITSÜBUNG »SMILE«

- Setzen Sie sich bequem hin – auf dem Boden oder auf einem Stuhl, das bleibt ganz Ihnen überlassen.
- Legen Sie Ihre Hände, mit den Handflächen nach oben übereinander in Ihren Schoß. Die Daumen berühren sich.
- Konzentrieren Sie sich auf Ihre Atmung. Lassen Sie Ihren Atem ganz von alleine fließen, ohne ihn zu beeinflussen. Genießen Sie für einen Moment die Stille und beobachten Sie die Natürlichkeit.
- Nachdem Sie ein paar Minuten lang so geatmet haben, schenken Sie sich ein sanftes Lächeln. Nehmen Sie wahr, wie Ihre Gesichtsmuskeln weicher werden und sich das Gefühl von Wärme und Glück auf jede einzelne Zelle Ihres Körpers überträgt.
- Stellen Sie sich vor, wie jede einzelne Körperzelle von Ihrem Lächeln erstrahlt und lassen Sie das Lachen größer und breiter werden. Voller Glück, Zufriedenheit, Liebe und Dankbarkeit.
- Verweilen Sie einen Augenblick genau so.
- Lassen Sie diese Wärme in Ihrem Körper aufsteigen, spüren Sie, wie es sich ganz in ihm ausdehnt, und nehmen Sie dieses wohlige Gefühl mit in Ihren Alltag.
- Führen Sie Ihre Hände vor Ihr Herz, senken Sie sanft den Blick und bedanken Sie sich bei sich selbst – für Ihre Selbstfürsorge und dafür, dass Sie Ihren Körper und Ihre Seele wohlwollend anerkennen.

BAUCHATMUNG

Lassen Sie Ihren Bauch einfach mal locker und üben Sie eine gesunde Bauchatmung. Denn das heutige Schönheitsideal von einem flachen Bauch kommt der Atmung leider nicht zugute. Mit einer tiefen Atmung, vor allem Ausatmung, trainieren Sie den oft verkürzten Muskel des Zwerchfells und erhöhen Ihr Atemvolumen. Also: Beim Einatmen den Bauch einziehen, beim Ausatmen den Bauch locker lassen – dadurch wölbt er sich raus. Dreimal täglich zwölf tiefe Atemzüge mit langsamer maximaler Ausatmung.

FÜR EINE STARKE MITTE

Heute geht es um Ihr Energie- und Kraftzentrum, das alles zusammenhält. Dieser fayo-Flow stärkt Ihre Mitte. Atmen Sie dabei heute besonders tief in Ihren Bauch. Denken Sie daran, immer beide Seiten zu üben und lassen Sie sich zusätzliche Details von Mira im Video zeigen.

FAYO-FLOW »BALANCE DER MITTE«

- Sie beginnen im Unterarmstütz, der Körper bildet eine Linie, Schultergelenk über Ellbogengelenk, Spannung im Bauch. Für 5 Atemzüge halten. (1)
- Kommen Sie nun in eine Rotation im Unterarmstütz, indem Sie sich auf den linken Unterarm stützen, in die seitliche Planke, und den rechten Arm zur Decke strecken. 3 Atemzüge halten. (2)
- Von dort in eine Planke kommen, die Arme sind ausgestreckt, der Körper ist lang. 3 Atemzüge halten. (3)
- Mit der Ausatmung die Leisten zum Boden absenken und das linke Knie zur Seite angewinkelt auf Hüftgelenkshöhe anziehen. Für 5 Atemzüge steigern. (4)
- In die Kindposition kommen, auf den Fersen absetzen, die Arme lang ausgestreckt, die Fingerspitzen sind auf der Matte weit vorne. Für 3 Atemzüge entspannen. (5)
- Zunächst in einen Vierfüßlerstand kommen, die Beine hinten kreuzen. (6)
- Mit gekreuzten Beinen zum Sitzen kommen. (7)
- Knie abwechselnd anwinkeln und dynamisch jeweils ein Bein strecken, sodass die Waden parallel zum Boden verlaufen. Die Arme ebenfalls nach vorne gestreckt halten, parallel zum Boden. Die Bauchmuskeln sind durchgehend aktiviert. Abwechselnd 10-mal wiederholen. (8)
- In den Vierfüßlerstand kommen und für 4 Atemzüge ausrichten. (9)
- Das linke Bein und den entgegengesetzten rechten Arm heben und lang strecken. Gleichgewicht finden und für 3 Atemzüge halten. (10)
- Dynamisch 5-mal Ellbogen und Knie vor dem Bauchnabel zusammenführen. (11)
- Wenn möglich im Fersensitz ablegen. Von dort langsam in eine Rückbeuge kommen, erst auf den Händen, dann auf den Ellbogen, eventuell ganz ablegen. Für 10 Atemzüge bleiben und nachspüren. (12)

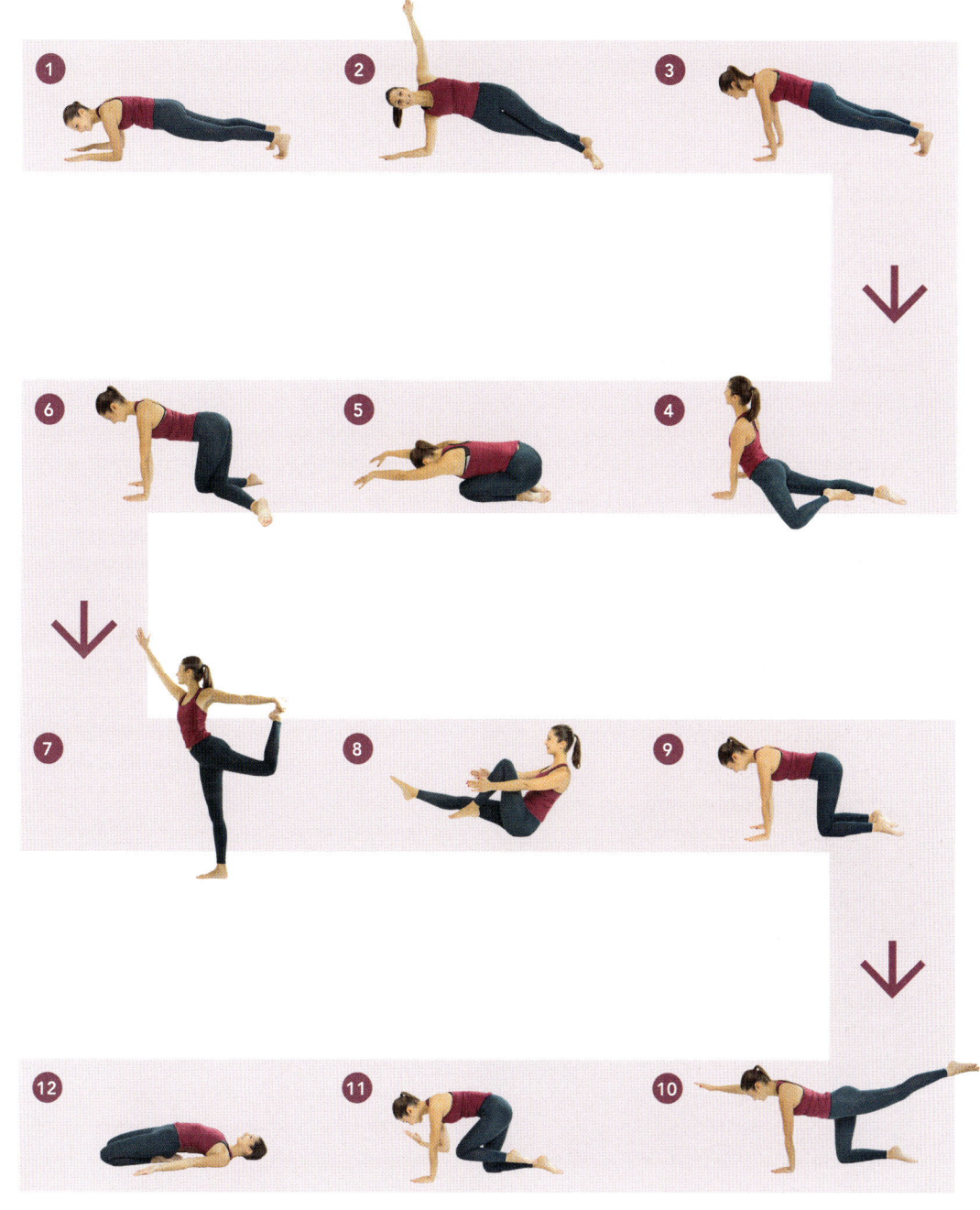

SWEET LOVER

SCHARF UND SÜSS ZUGLEICH

*1 Handvoll Rucola • 200 g Heidelbeeren •
2 Datteln ohne Kern • 2 saure Äpfel • 1 Mango •
250 ml Orangensaft*

1. Alle Zutaten für den Smoothie waschen und je nach Leistungsstärke Ihres Mixers entsprechend schälen und in Stücke schneiden. Geben Sie die Flüssigkeit zuerst in den Mixbehälter und pürieren Sie das Obst und Gemüse, bis es cremig ist.

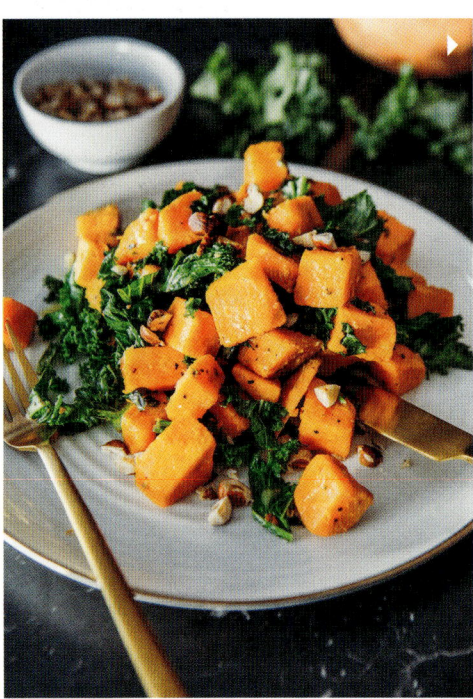

SÜSSKARTOFFEL-GRÜNKOHL

*1 kleine Süßkartoffel • 1 rote Zwiebel • 2 EL Rapsöl •
150 g Grünkohl • Salz • Pfeffer aus der Mühle*
*Für die Vinaigrette: Saft von 1 Zitrone • 2 EL Haselnussöl • 4 EL Kräuteressig • 1 TL Dijonsenf •
½ TL Zimt • Salz • Pfeffer aus der Mühle*
Für das Topping: 1 Handvoll gehackte Haselnüsse

1. Die Süßkartoffel schälen, in Würfel schneiden und für 10 Minuten in gesalzenem Wasser kochen lassen.
2. Zwiebel klein hacken und gewaschenen Grünkohl in mundgerechte Stücke schneiden.
3. Das Bratöl in einer Pfanne erhitzen und die Zwiebeln darin glasig andünsten.
4. Den Grünkohl und die gekochten Süßkartoffelwürfel dazugeben und für 8–10 Minuten anbraten, bis es nussig duftet. Mit Salz und Pfeffer abschmecken
5. Für die Vinaigrette Zitronensaft, Haselnussöl, Kräuteressig, Dijonsenf und Zimt in einer kleinen Schüssel cremig rühren und mit Salz und Pfeffer abschmecken.
6. Nach Belieben in einer kleinen Pfanne die gehackten Haselnüsse ohne Fettzugabe goldbraun rösten.
7. Die lauwarme Grünkohl-Pfanne auf einen tiefen Teller geben, die Vinaigrette darüberträufeln und mit den gerösteten Haselnüssen garniert servieren.

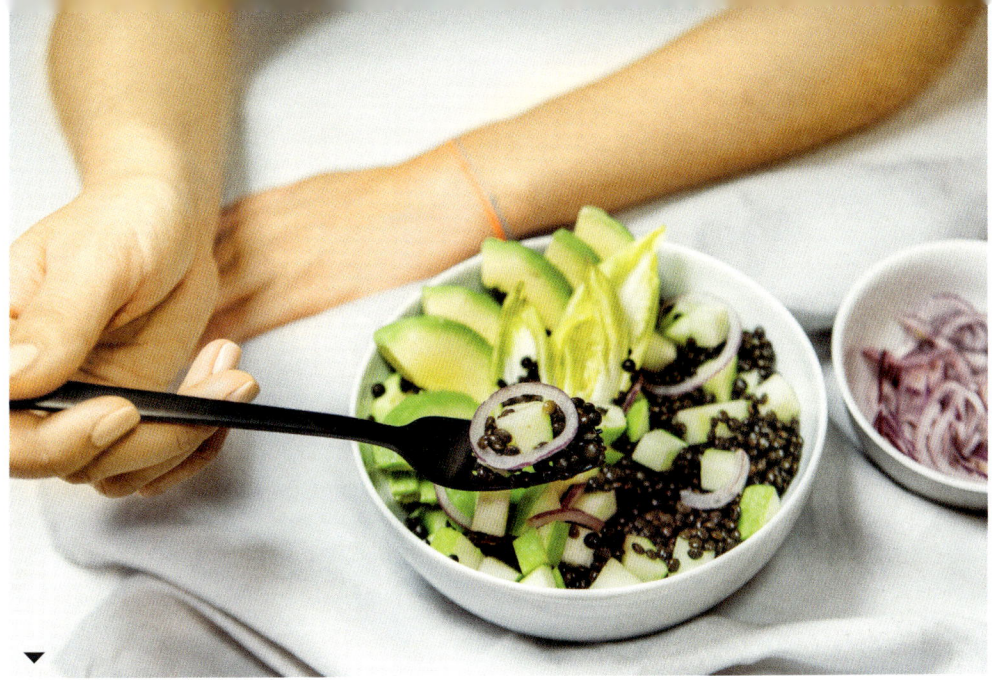

BELUGALINSEN-AVOCADO-BOWL

60 g Belugalinsen • 1 Avocado • Saft von 1 Zitrone • 1 grüner Apfel • ½ rote Zwiebel • 8 Chicoréeblätter
Für das Dressing: 1 kleine Knoblauchzehe • 3–4 EL weißer Balsamico • 2–3 EL Olivenöl • Salz • Pfeffer aus der Mühle

1. Die Linsen unter fließendem Wasser waschen und in Salzwasser bei mittlerer Hitze gemäß Packungsbeschreibung köcheln.
2. Die Avocado in gleichmäßige Scheiben schneiden und mit Zitronensaft beträufeln, den Apfel in Würfel, die Zwiebel in feine Ringe schneiden.
3. Für das Dressing die geschälte Knoblauchzehe mit einer Presse zerdrücken und zusammen mit den anderen Dressingzutaten gut vermengen.
4. Die fertig gegarten Linsen mit dem Apfel und den Zwiebeln gut vermischen und das Dressing darübergeben.
5. Eine Schale oder einen Teller mit den Chicoréeblättern auslegen und den Linsensalat darauf platzieren. Mit den Avocadostreifen garnieren und mit Pfeffer und Salz fein abschmecken. Guten Appetit!

DAS AVOCADO-GEHEIMNIS

Obwohl die Avocado kalorienreich ist, versorgt sie uns mit Vitamin E, Kalium und enthält gesunde Fette, die der Körper braucht.

CHALLENGE: SECHSTER TAG

So langsam geht es ans Eingemachte. Sie werden mit Sicherheit bereits so einige Veränderungen in Ihrem Körper bemerken. Gehen Sie am heutigen Tag besonders liebevoll und achtsam mit sich um.

»Die größte Torheit ist, Gesundheit für jede andere Art von Glück zu opfern.«

Arthur Schopenhauer

Achtsamkeitsübung

Heute wird die Achtsamkeitsübung von Tag vier wiederholt. Trennen Sie sich von belastenden Gefühlen, schaffen Sie Platz für neue positive, liebevolle Emotionen, lassen Sie los.

fayo-Flow (Video auf fayo.de/gf)

Heute geht es um eine intensive Dehnung und eine anschließend spürbare Entspannung der Leistenregion. Hier sitzen tiefliegende Verkürzungen, verursacht durch vieles Sitzen, die ausgeglichen werden müssen. Denn wir wollen den Iliopsoas, unseren Hüftbeuger, in die Länge ziehen. Dem Lendenmuskel verdanken wir, dass wir heute aufrecht durchs Leben gehen können. Als tiefster Muskel verbindet er Ober- und Unterkörper stabilisiert die Wirbelsäule, unterstützt die Körpermitte und stimuliert Organe und Nerven. Das heißt, jede Bewegung stimuliert die Organe im Bauchraum, und im Umkehrschluss führt jede fehlende Bewegung zur Verkürzung des Muskels und des gesamten faszialen Systems. Nicht nur körperlich, auch emotional ist dieser Muskel von großer Bedeutung. Denn hier werden gehäuft traumatische Ereignisse und Emotionen gespeichert, die nicht selten zu Spannungen und Schmerzen führen. Durch Lockerung des Muskels kann die Heilung beginnen.

Was gibt's heute zu essen?

Heute starten Sie mit einem Sunshine-Smoothie in den Tag, der schon allein durch die Farbe gute Laune macht! Die Wildreispfanne enthält viel grünes Gemüse und wirkt heilend und vitalisierend. Wildreis enthält Eiweiß, viele essenzielle Aminosäuren und doppelt so viel Vitamin B_2 und B_3 wie weißer Reis oder andere Getreidearten. Die Kokos-Reisnudel-Pho ist eine asiatische Suppe und, mit Kokosmilch verfeinert, ein absoluter Genuss!

DANKBARKEIT

Seien Sie für Ihr Hab und Gut dankbar und nehmen Sie es nicht als Selbstverständlichkeit hin. Zeigen Sie Ihre Dankbarkeit, indem Sie ein Dankbarkeitsritual integrieren. Halten Sie einen Moment inne, bevor Sie Ihr Essen zubereiten, vergegenwärtigen Sie sich, was Sie vor sich haben, und seien Sie dafür dankbar.

LOSLASSEN & PLATZ MACHEN

»Wenn du etwas loslässt, bist du glücklich. Wenn du viel loslässt, bist du viel glücklicher. Wenn du ganz loslässt, bist du frei.« Diesem Zitat von Ajahn Chah ist nichts mehr hinzuzufügen. Die Wiederholung dieser Übung bringt Sie auf das nächste Level.

ACHTSAMKEITSÜBUNG »LET GO«

- Nehmen Sie eine bequeme Haltung ein, schließen Sie Ihre Augen und kommen Sie an dem Ort, an dem Sie sich befinden, in Ruhe an.
- Nehmen Sie 5 bewusste, tiefe Atemzüge und geben Sie mit jeder Ausatmung mehr Gewicht an den Boden oder den Stuhl ab.
- Beobachten Sie, wie der natürliche Atemrhythmus durch Ihren Körper strömt.
- Richten Sie Ihren Fokus dann nach innen. Erlauben Sie sich, die Zeit zu nutzen, um in Ihrem Inneren, das heißt in Ihrem Zuhause, anzukommen.
- Spüren Sie, was gerade in Ihnen vorgeht. Welche unangenehmen oder stressigen Situationen spielen in Ihrem Leben gerade eine große Rolle? Vielleicht ist es auch ein Ereignis in der Vergangenheit, das Sie immer noch beschäftigt? Oder es handelt sich um Gefühle, von denen Sie sich bisher nur schwer verabschieden konnten. Egal, was es ist, jetzt haben Sie die Möglichkeit, es loszulassen.
- Nehmen Sie sich einen Punkt vor und betrachten Sie ihn. Nehmen Sie das Ereignis oder Gefühl an.
- Lassen Sie »Was wäre wenn?«- oder »Was wird sein?«-Gedanken hinter sich und richten Sie den Blick auf die Gegenwart.
- Verabschieden Sie sich dankend und schaffen Sie Platz für Klarheit und neue Lebensenergie.
- Beim Einatmen innerlich »lass« wiederholen, beim Ausatmen »los«.
- Wiederholen Sie das so oft, bis sich ein freies, warmes Gefühl in Ihnen ausbreitet.

PERSPEKTIVWECHSEL

Versuchen Sie doch mal einen anderen Blickwinkel einzunehmen. Wie denkt die Arbeitskollegin darüber, wie würde der Sitznachbar im Bus damit umgehen? Das kann Ihnen helfen, aus den eigenen festgefahrenen Denkmustern auszubrechen, und eröffnet Raum für mehr Gelassenheit und Kreativität.

HÜFTBEUGER DEHNEN & ENTSPANNEN

Heute stimulieren und entspannen Sie die Verbindung zwischen Rumpf und Beinen, die Hüftbeuger, eine sehr emotionale Körperregion. Lassen Sie sich darauf ein und erforschen Sie wieder neue Positionen. Genießen Sie die Entdeckungsreise in immer neue Körperregionen.

FAYO-FLOW »STRETCH & RELAX«

- Im herabschauenden Hund beginnen und für 5 Atemzüge bleiben: Fersen drücken Richtung Boden, Handflächen fest in den Boden pressen, Rücken lang, Arme gestreckt. Beckenboden, Bauchnabel und Rippen nach innen ziehen. (1)
- Mit der nächsten Einatmung das rechte Bein heben und lang zur Decke stecken. (2)
- Ausatmend 5-mal dynamisch das rechte Knie Richtung Nasenspitze führen. (3)
- Ausatmend das Knie zwischen den Händen zum Boden bringen. Das vordere Bein bildet einen rechten Winkel. Das hintere ist lang gestreckt, das Becken gerade nach vorne ausgerichtet. In eine leichte Rückbeuge gehen. Für 5 Atemzüge bleiben. (4)
- Einatmend die Stirn zur Decke schieben, ausatmend über dem angewinkelten Bein vorbeugen. Für 5 Atemzüge bleiben. (5)
- Rotation: Hände in Gebetshaltung vor dem Herzen. Rechten Ellbogen in die rechte Fußsohle drücken. Ausatmend die Rotation für 3 Atemzüge intensivieren. (6)
- Den Rumpf nach vorne drehen. Das hintere Bein nach vorne ausstrecken. Einatmend die Arme heben. (7)
- Ausatmen, in die Vorbeuge über das ausgestreckte Bein kommen. Den Bauchnabel einziehen und aus einem gestreckten unteren Rücken nach vorne schieben. Dabei nicht die Kniekehle vom Boden abheben. Für 5 Atemzüge Dehnung steigern. (8)
- Zunächst in die Rückenlage kommen und die Füße hinter dem Gesäß aufstellen, Arme rechts und links neben dem Körper auf die Matte legen. Von dort in die Schulterbrücke kommen und das Becken zur Decke schieben. Die Dehnung für 5 Atemzüge intensivieren. (9)
- Zum Sitzen kommen, Fingerspitzen nach hinten ausrichten, Füße stehen auf der Matte. Jetzt das Becken heben, dabei einen rechten Winkel in den Kniekehlen bilden, den Blick zur Decke richten und für 5 Atemzüge hier bleiben. (10)
- Seitenlage. Ausatmend das Bein außenrotiert und lang gestreckt zur Decke heben und mit der Ausatmung wieder senken. 10 Wiederholungen. (11)
- Das Bein lang gestreckt nach vorne heben. 5-mal wiederholen. Optional zum Nachspüren in die Kindsposition kommen und für 5 Atemzüge entspannen. (12)

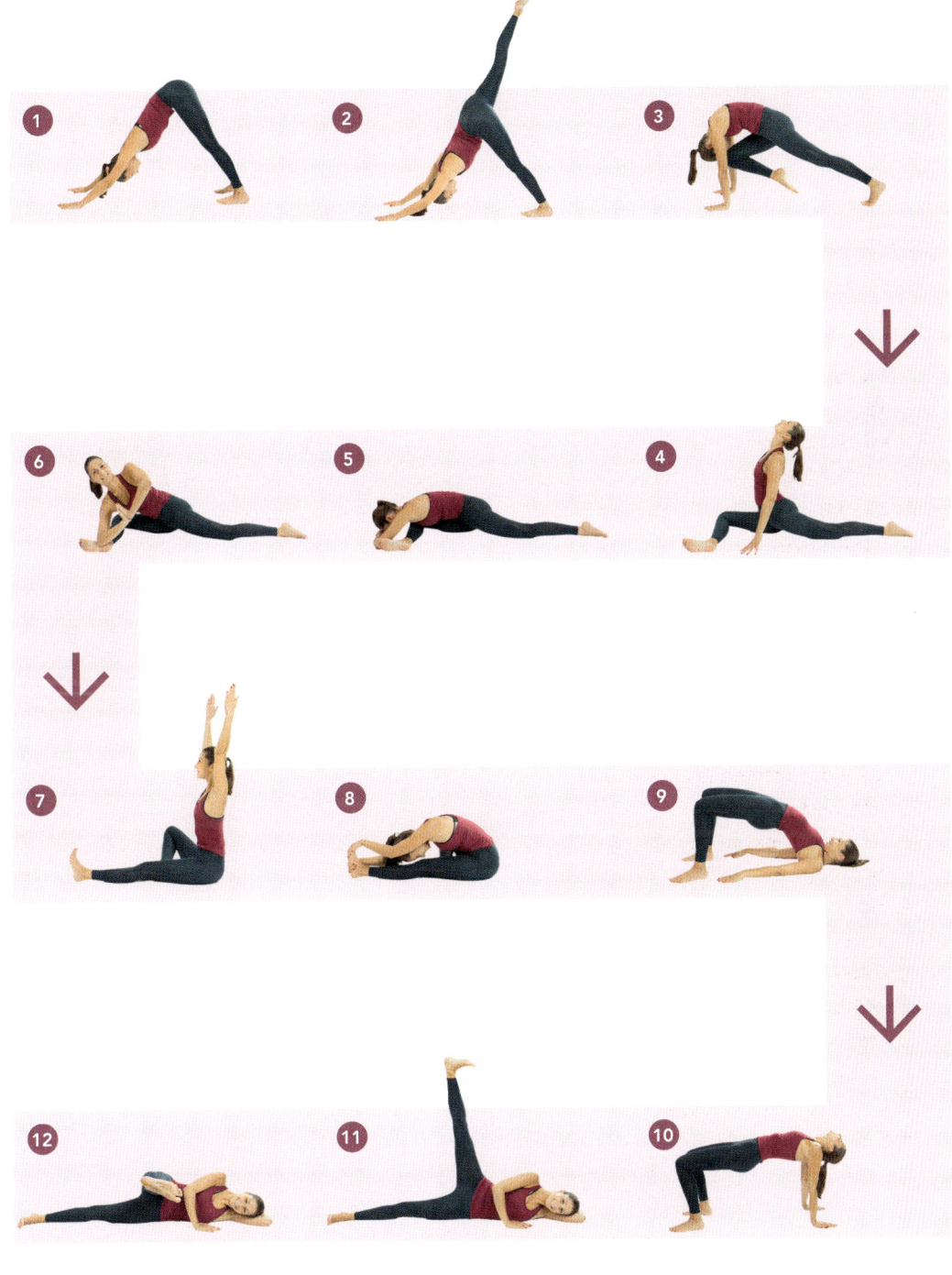

SUNSHINE-SMOOTHIE

SORGT FÜR GUTE LAUNE

2 Handvoll Pflücksalat • ½ Bund Minze • 3 Blatt Wirsing • ½ Papaya • 1 Banane

1. Salat, Minze und Wirsingblätter waschen. Sehr große Blätter etwas zerkleinern. Papaya entkernen und schälen, Banane schälen und die Früchte grob würfeln.
2. Gießen Sie zuerst 200 ml Wasser in den Mixbehälter und pürieren Sie das Obst und Gemüse, bis es cremig ist. Sollte Ihnen die Konsistenz zu dickflüssig sein, können Sie gerne noch etwas Wasser zufügen.

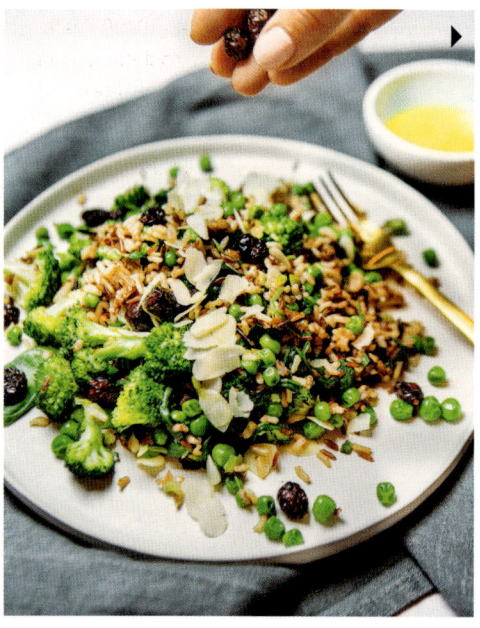

WILDREISPFANNE

MIT PETERSILIE UND MANDELN

80 g Wildreis • 1 Knoblauchzehe • 1 Frühlingszwiebel • 2 EL Rapsöl • 150 g Brokkoli • 200 g frischer Spinat • 100 g Erbsen • 1 Handvoll glatte Petersilie • 2 EL Mandelsplitter • 2 EL Cranberrys
Für die Sauce: Saft von 1 Zitrone • ½ Avocado • ½ Landgurke • 1 TL Cayennepfeffer • Salz • Pfeffer

1. Wildreis waschen und gemäß Packungsangabe zubereiten.
2. Knoblauch schälen und klein hacken, die Frühlingszwiebel in feine Ringe schneiden.
3. Öl in einer großen Pfanne erhitzen. Knoblauch und Zwiebelringe darin andünsten.
4. Die abgetrennten Brokkoliröschen gemeinsam mit dem Spinat und den Erbsen in die Pfanne geben und für 8 Minuten mitdünsten. Dabei gelegentlich umrühren.
5. Währenddessen die Petersilie hacken und beiseitestellen.
6. Für die Sauce den Zitronensaft mit der Avocado, der Landgurke und dem Cayennepfeffer cremig pürieren und mit Salz und Pfeffer abschmecken.
7. Den fertig gegarten Reis in die Pfanne zu dem Gemüse geben und ordentlich umrühren. Für weitere 2 Minuten auf kleiner Flamme anbraten.
8. Richten Sie alles in einer großen Schüssel an. Garnieren Sie den Reis mit der Petersilie und den Cranberrys und geben Sie nach Belieben die Sauce auf den Reis.

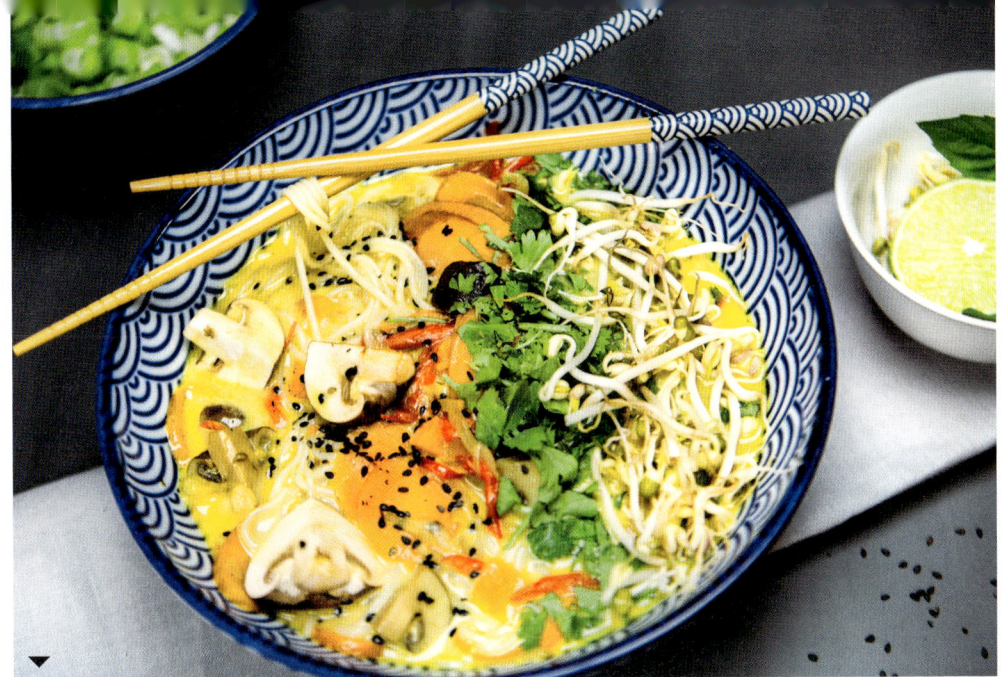

KOKOS-REISNUDEL-PHO

ASIATISCH

70 g dünne Reisnudeln • ½ rote Zwiebel • 1 daumengroßes Stück Ingwer • 2 Frühlingszwiebeln • 2 EL Kokosöl • ½ Dose Kokosmilch • 300 ml Gemüsebrühe • 3 EL Sojasauce • 1 EL Zimt • 1 Karotte • 4 braune Champignons • Salz • Pfeffer • Chilipulver (nach Belieben) • 1 Handvoll frischer Koriander • ½ TL Sambal Oelek (nach Belieben)
Für das Topping: 1 Handvoll Sojasprossen • Thai-Basilikum • 1 Limettenscheibe

1. Die Reisnudeln nach Packungsanweisung in gesalzenem Wasser zubereiten.
2. Zwiebel, Ingwer und Frühlingszwiebeln in dünne Scheiben schneiden und in einem Wok oder Topf in Kokosöl andünsten.
3. Mit der Kokosmilch ablöschen. Gemüsebrühe, Sojasauce und Zimt hinzugeben, umrühren und 2 Minuten köcheln lassen.
4. Karotte in feine Scheiben schneiden, die Champignons vierteln. Beides in den Topf geben und 7–8 Minuten köcheln lassen.
5. Die Suppe mit Salz, Pfeffer und nach Belieben mit Chili abschmecken.
6. Koriander hacken und in der Suppe 2 Minuten bei kleiner Flamme ziehen lassen.
7. Reisnudeln in eine Bowl geben, mit Suppe auffüllen und mit Sojasprossen, Thai-Basilikum und Limettenscheibe garnieren.

TIPP

Die Reisnudeln nach dem Garen mit kaltem Wasser abschrecken, dann kleben sie nicht so aneinander.

CHALLENGE: SIEBTER TAG

Am heutigen Tag werden Sie eine liebevolle Haltung gegenüber der Welt und allen fühlenden Wesen erreichen. Tag sieben öffnet in jeder Hinsicht das Herz. Wir wollen jedem Lebewesen der Erde und des Universums, mit Wohlwollen und Freundlichkeit begegnen. Diese positiven Gefühle führen zu einer besonderen Lebenszufriedenheit und vertreiben Verbitterung und Ärger. Jedes Lebewesen soll akzeptiert und angenommen werden.

»Lokah samasta sukhino bhavantu –
Mögen alle Lebewesen glücklich und frei
sein. Mögen meine Taten, Gedanken
und Worte in irgendeiner Form zum
Glück und zur Freiheit aller beitragen.«

Mantra

Achtsamkeitsübung

Mit der heutigen Achtsamkeitsübung können Sie dem Alltag offen begegnen und Unangenehmes loslassen. Durch die Metta-Meditation erreichen Sie eine liebevolle, wohlwollende Haltung gegenüber der Welt und zu sich selbst. Machen Sie sie am besten täglich.

fayo-Flow (Video auf fayo.de/gf)

Heute behandelt der *fayo*-Flow die Rückbeugen – oder besser: heißt sie willkommen.

Rückbeugen, die auch Herzöffner genannt werden, machen nicht nur körperlich fit, sondern auch glücklich. Die Brustwirbelsäule wird nach hinten gestreckt, der Brustkorb geweitet und der Lungen- und Herzbereich intensiv gedehnt. Das stärkt die Rückenmuskulatur und macht Sie vorne geschmeidig. Sitzen Sie viel am Schreibtisch, haben Sie oft (vielleicht auch zu oft) das Handy in der Hand? Haben Sie Rückenschmerzen, Verdauungsschwierigkeiten oder Sodbrennen? Dann sind die Rückbeugen das richtige Mittel gegen Ihr Unwohlsein oder Ihre Leiden.
Auch emotionale Blockaden können durch Rückbeugen aufgebrochen werden. Wer hatte noch nie Herzschmerz? Durch das Öffnen des Brustraums erlangen Sie über die maximale Sauerstoffzufuhr neue Kraft und Energie, sowohl körperlich als auch mental.

Was gibt's heute zu essen?

Der Very-Berry-Smoothie lässt Sie aus dem Herzen strahlen! Falls Sie saisonbedingt keine frischen Beeren kaufen können, greifen Sie gerne auch zur tiefgekühlten Variante. Das Kürbis-Gulasch ist ein herzhafter, leicht nussiger Genuss und liefert sättigende Ballaststoffe! Noch dazu ist Kürbis ein wichtiger Lieferant für Vitamine und Mineralstoffe, darunter Betacarotin, Kalium, Magnesium, Kalzium und Eisen. Die Quinoa-Kohl-Bowl mit Hummus ist Ihr Eiweiß-Booster am Abend, der dafür sorgt, dass Ihre Muskeln und das Gehirn leistungsfähig bleiben.

LIEBE HEILT ALLES

»Wenn Achtsamkeit etwas Schmerzvolles berührt, wandelt sie es um und heilt es. Achtsamkeit gleicht den Sonnenstrahlen, die die Tulpenknospen durchdringen und die Blütenblätter dazu bringen, sich zu entfalten.« Thich Nhat Hanh, Zen-Meister, Dichter und Lehrer

ACHTSAMKEITSÜBUNG »LOVE«

- Nehmen Sie eine entspannte Haltung ein, das kann im Stehen, Sitzen oder Liegen geschehen, und schließen Sie die Augen.
- Legen Sie eine Hand auf Ihr Herz, schalten Sie Ihren Kopf aus und lassen Sie ab jetzt nur Ihr Herz sprechen.
- Zeigen Sie sich selbst Wertschätzung und Liebe. Seien Sie sich selbst dankbar.
- Wiederholen Sie in Gedanken den Satz: »Möge ich glücklich sein.«
- Sobald dieser Satz nach einigen Minuten für Sie stimmig klingt, wiederholen Sie folgende Worte in Ihrem Geiste: »Möge ich mich sicher und geborgen fühlen.«
- Wenn auch dieser Satz treffend erscheint, verbinden Sie beide Wünsche miteinander und wiederholen Sie einige Male: »Möge ich glücklich sein.« »Möge ich mich sicher und geborgen fühlen.«
- Füge Sie einen dritten Satz hinzu: »Möge ich gesund sein.«
- Wiederholen Sie ihn ebenfalls mehrmals hintereinander.
- Sobald Sie die ersten drei Sätze miteinander verbunden haben und diese für Sie stimmig erscheinen, ergänzen Sie noch eine letzte Affirmation: »Möge ich unbeschwert leben.«
- Wiederholen Sie nun alle vier Sätze nacheinander für einige Minuten in der vorgegebenen Reihenfolge: »Möge ich glücklich sein.« »Möge ich mich sicher und geborgen fühlen.« »Möge ich gesund sein.« »Möge ich unbeschwert leben.«

POST-IT

Schreiben Sie die vier Meta-Botschaften auf einen Zettel und hängen Sie diesen an Ihren Kühlschrank oder Ihren Badezimmerspiegel. Ein kleiner Appell an Ihre Selbstfürsorge und das Mitgefühl gegenüber Ihrer Umwelt.

RÜCKBEUGEN ALS HERZÖFFNER

Mit diesem Flow steigern Sie Selbstbewusstsein und Aufrichtigkeit. Die Rückbeugen helfen Ihnen, Ihr Herz zu öffnen, und schaffen Platz für die Lunge. Holen Sie sich Motivation und Anleitung bei Mira im kostenfreien online-Videobereich den wir für Sie eingerichtet haben.

FAYO-FLOW »OPEN YOUR HEART«

- In Rückenlage die Beine anwinkeln, Arme seitlich neben dem Körper ablegen, Po anheben und das Becken dynamisch senken und heben. 5-mal wiederholen. (1)
- In Rückenlage die Hände unter das Gesäß, Ellbogen unter den Rücken schieben. Mit den Ellbogen den Boden wegdrücken und in die Rückbeuge kommen. (2)
- Die Rückbeuge lösen, Knie anziehen und umfassen, nach oben schaukeln und in den Sitz kommen. (3)
- Hände weit hinter dem Rücken abstützen, Füße aufstellen und den Po vom Boden heben. Vom Kopf über das Becken bis zu den Zehen beschreibt Ihr Körper eine gerade Linie. Körperspannung halten. (4)
- Begeben Sie sich anschließend in den Vierfüßlerstand. (5)
- Kommen Sie in einer fließenden Bewegung aus dem Vierfüßlerstand in den herabschauenden Hund.(6)
- Aus dem herabschauenden Hund führen Sie Ihr linkes Bein so weit wie möglich nach oben Richtung Decke. Die Zehen point. (7)
- Kommen Sie nun in den Sprinter: Dazu führen Sie das linke Bein nach vorne und stellen den linken Fuß zwischen Ihren beiden Händen auf. (8)
- Richten Sie Ihren Oberkörper auf, strecken Sie beide Arme lang vor der Brust aus. Der rechte Arm kreuzt den linken Arm, die Handflächen zeigen zueinander. Sie stehen im Ausfallschritt. (9)
- Es folgt eine Rotation nach links: Die Arme bleiben lang gestreckt. Der linke Arm führt weit in die Rotation, während der rechte die letzte Position beibehält. Ihr Blick folgt der Rotation. (10)
- Bleiben Sie in der Rotation und führen Sie den lang gestreckten rechten Arm zur Decke, Ihr Blick folgt der rechten Hand. So kommen Sie automatisch in eine Rückbeuge in der Rotation. Der linke Arm bleibt, wo er war. (11)
- Nun beide Arme nach unten hinter den Rücken führen. Die Hände verschränken und den Oberkörper weiter in die Rückbeuge ziehen. (12)
- Lösen Sie diese Rückbeuge langsam auf und kommen Sie abschließend in die Gebetshaltung Namasté.

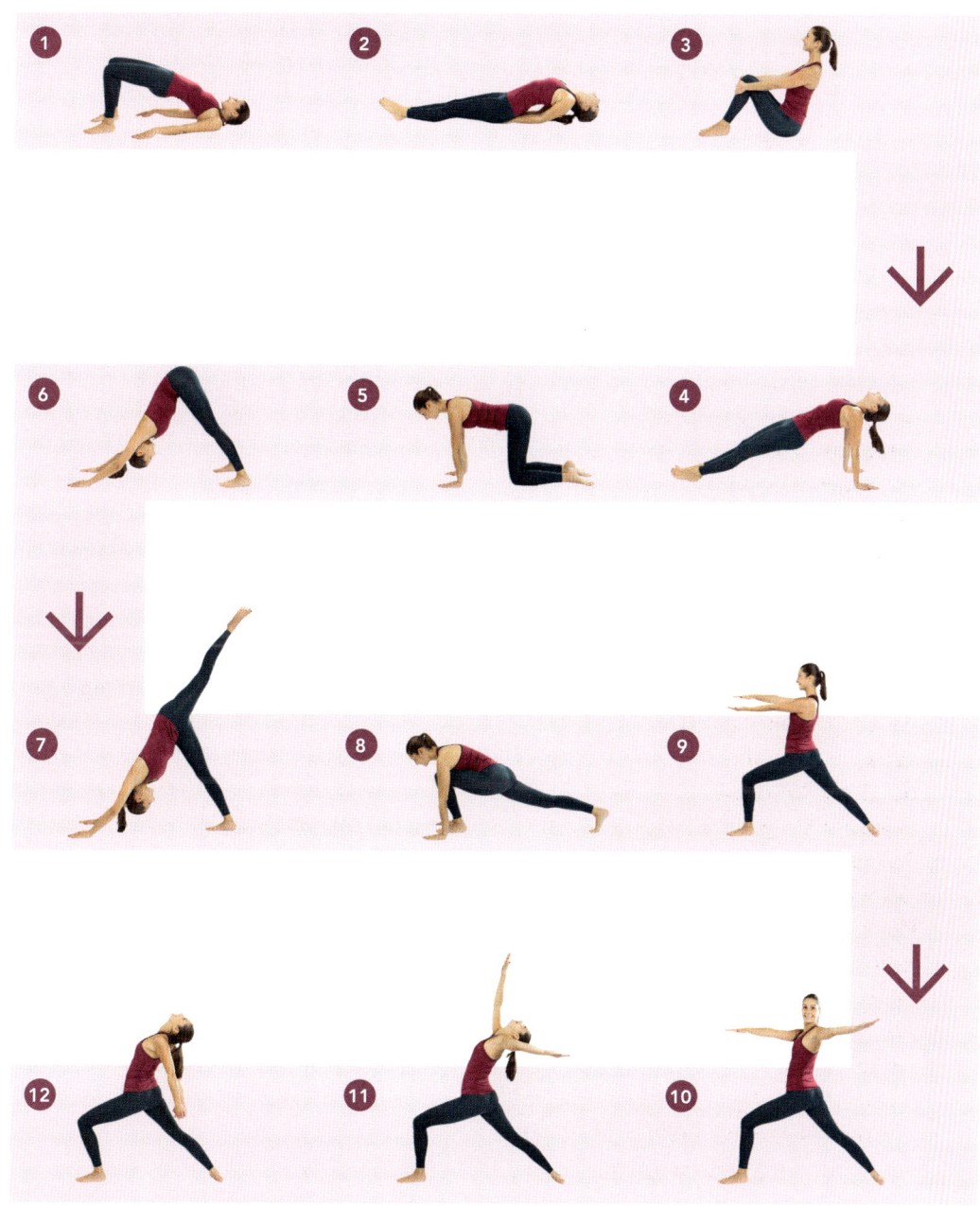

VERY-BERRY-SMOOTHIE

BEERIG TROTZ GEMÜSE

*1 Handvoll Spinat • ½ Bund Petersilie • 1 Mango •
200 g Himbeeren • 1 TL Gojibeeren • 1 TL Cranberrys • 200 g Heidelbeeren • 250 ml grüner Tee*

1. Alle Zutaten für den Smoothie waschen
   und gegebenenfalls schälen. Je nach Leistungsstärke Ihres Mixers außerdem entsprechend in Stücke schneiden.
2. Gießen Sie zuerst den grünen Tee in den
   Mixbehälter und pürieren Sie das Obst und
   Gemüse, bis es cremig ist. Sollte Ihnen die
   Konsistenz zu dickflüssig sein, können Sie
   gerne noch etwas Wasser zufügen.

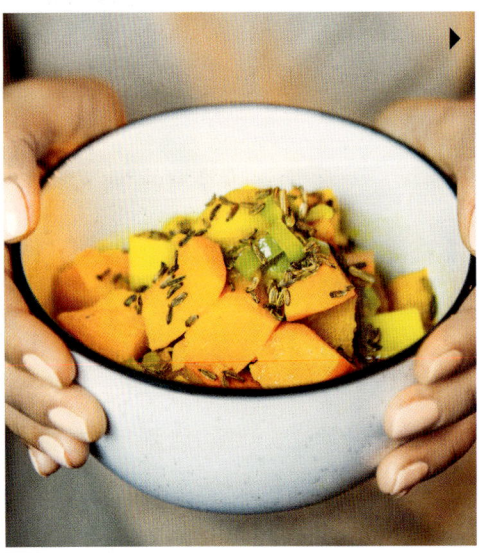

KÜRBIS-GULASCH

GUT SÄTTIGEND

Kürbis ist gut sättigend und enthält viele Ballaststoffe, die Sie bei der Verdauung unterstützen und Ihnen gleichzeitig beim Abnehmen helfen können.

*300 g Hokkaidokürbis • 150 g Kartoffeln • 1 grüne
Paprikaschote • ½ rote Zwiebel • 1 Knoblauchzehe •
2 EL Kokosöl • 1 TL gelbes oder rotes Currypulver •
400 ml Gemüsebrühe • 3 TL Tomatenmark •
1 TL Kreuzkümmel • Salz • Pfeffer aus der Mühle*
Für das Topping: Fenchelsamen

1. Kürbis und Kartoffeln in Würfel, Paprika in
   Ringe schneiden, Zwiebel und Knoblauch
   fein hacken.
2. Das Kokosöl in einem großen Topf erhitzen
   und die Zwiebeln mit dem Knoblauch darin
   dünsten. Kürbis, Kartoffeln und Paprika dazugeben und mit dem Curry 3–4 Minuten
   anbraten.
3. Mit der Gemüsebrühe ablöschen, Tomatenmark und Kreuzkümmel zugeben und
   für 15–20 Minuten köcheln lassen. Dabei
   gelegentlich umrühren.
4. Mit Salz und Pfeffer abschmecken und mit
   den Fenchelsamen in einer Schüssel oder
   einem tiefen Teller anrichten.

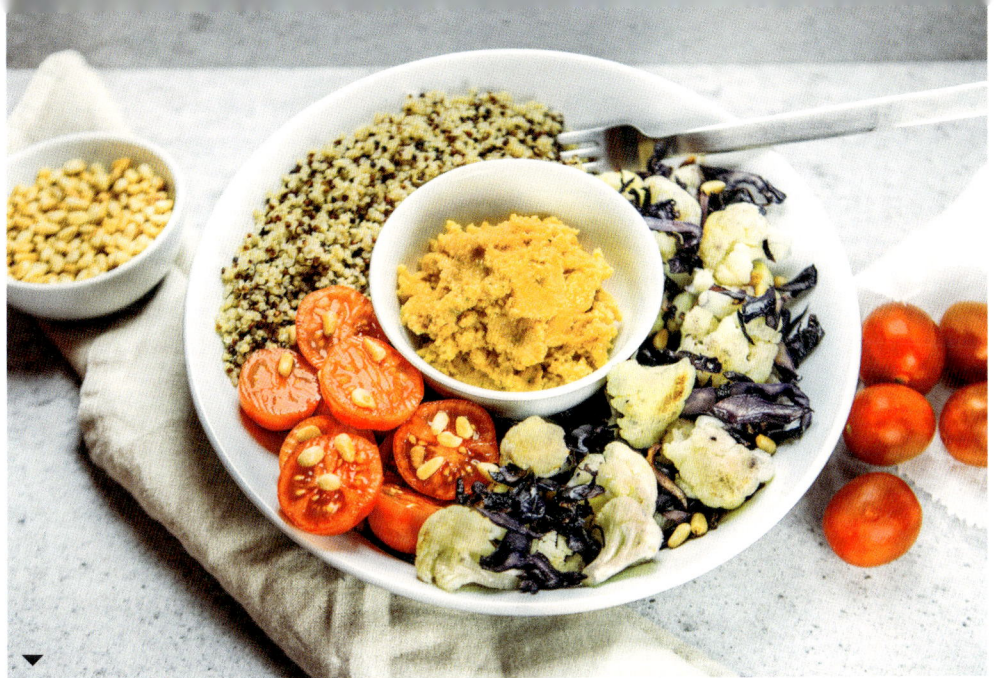

QUINOA-KOHL-BOWL MIT HUMMUS

GUT FÜRS IMMUNSYSTEM

Kohl enthält viel Kalium, und besonders Blumenkohl ist ein toller Vitamin-C-Lieferant.

80 g bunter Quinoa • 150 g Blumenkohl •
150 g Rotkohl • 5 Cocktailtomaten • 2 EL Pinien-
kerne • 2 EL Rapsöl
Für den Hummus: 200 g Kichererbsen (aus dem
Glas) • 5 EL Olivenöl • Saft von 2 Zitronen •
2 TL Tahini-Paste • 1 EL Kreuzkümmel • 1 Knob-
lauchzehe • Chiliflocken (nach Belieben) • Salz

1. Quinoa gemäß Packungsanweisung kochen und quellen lassen.

2. Die Röschen des Blumenkohls abtrennen und den Rotkohl in feine Streifen schneiden, die Cocktailtomaten halbieren.

3. Die Pinienkerne ohne Fettzugabe in einer Pfanne goldbraun rösten und zum Auskühlen vom Herd nehmen.

4. Das Rapsöl in einer großen Pfanne erhitzen und den Blumenkohl und Rotkohl für 7 Minuten darin anbraten.

5. Anschließend die Cocktailtomaten und den fertig gequollenen Quinoa hinzugeben und kräftig mischen.

6. Für den Hummus 5 EL Wasser und alle Zutaten mit einer Küchenmaschine cremig pürieren und mit Salz abschmecken.

7. Quinoa in eine Schale geben und mit dem Hummus und den Pinienkernen garniert anrichten.

CHALLENGE: ACHTER TAG

Am achten Tag der Challenge geht es mit voller Energie auf die Zielgerade. Heute dürfen Sie sich einfach mal hängen lassen, sich hingeben, loslassen und den Tag, den Flow und das Essen genießen!

»Der beste Arzt scheint mir der zu sein,

der sich auf Voraussicht versteht.«

Hippokrates

Achtsamkeitsübung

Die Achtsamkeitsübung von Tag fünf wird Sie beim Loslassen und Genießen unterstützen. Denn Lachen ist gesund: Die Immunabwehr wird angeregt, Endorphine werden freigesetzt und die Produktion von Stresshormonen gleichzeitig reduziert. Und dabei ist dem Körper ganz egal, ob Sie alleine oder in der Gruppe lachen, ob das Lachen echt oder gestellt ist.

fayo-Flow (Video auf fayo.de/gf)

Gemäß des Tagesmottos werden Sie sich auch im heutigen Flow hängen lassen, denn der thematisiert die Vorbeuge.
Hippokrates wusste schon, dass Vorbeugen besser ist als Heilen. Vorbeugen wirken als eine Art Jungbrunnen und stärken das Immunsystem. Durch das Sich-nach-vorne-Beugen, wird die Aufmerksamkeit nach innen ge-

richtet, der Geist hat Zeit, sich zu beruhigen. Sie können die Vorbeuge auch prima im Alltag üben: Schuhe binden oder etwas aufheben. Nähern Sie sich Stück für Stück Ihren Füßen zu, das kann – ganz nebenbei – auch mal zu einem erhellenden Perspektivwechsel anregen beziehungsweise beitragen.

Was gibt's heute zu essen?

Der Power-Booster-Smoothie schmeckt frisch und fruchtig und enthält viel Vitamin C, ein toller Booster für Ihr Immunsystem! Die Mangosuppe enthält Kurkuma, das aus dem Ayurveda auch als medizinische Heilpflanze bekannt ist. Die wärmende Suppe stimmt Sie geschmacklich auf das ayurvedische Kitchari ein – Kitchari bedeutet »Mischung«. Ein Kitchari ist nahrhaft und dabei leicht verdaulich und ist immer eine ganz einfach herzustellende warme Mahlzeit, die aus Reis und Mung Dhal besteht. Hinzu kommen Gewürze und Gemüse, die das Verdauungsfeuer anregen und eine sanfte Entschlackung unterstützen. Gut zu wissen: Kombiniert man Reis und Bohnen, wie bei Kitchari, enthält man komplettes Protein mit allen zehn essenziellen Aminosäuren. Nach dem Genuss eines Kitchari werden Sie sich satt und leicht zugleich fühlen.

SCHENK DIR EIN LÄCHELN

»Das Lächeln, das du aussendest, kehrt zu dir zurück« ist ein altes indisches Sprichwort. Und kennen wir das nicht? Wir kommen in einen Raum mit wartenden Menschen und lächeln aus irgendeinem Grund, eigentlich mit keiner bewussten Absicht. Aber plötzlich fangen immer mehr der Wartenden an zu lächeln, so als wäre es ansteckend. Also: Stecken Sie sich selbst mit einem Lächeln an! Üben Sie das »innere Lächeln« heute auf höherem Niveau.

ACHTSAMKEITSMEDITATION »SMILE«

- Setzen Sie sich bequem hin – auf dem Boden oder auf einem Stuhl, das bleibt ganz Ihnen überlassen.
- Legen Sie Ihre Hände mit den Handflächen nach oben übereinander in Ihren Schoß, die Daumen berühren sich.
- Konzentrieren Sie sich auf Ihre Atmung. Lassen Sie Ihren Atem ganz von alleine fließen, ohne ihn zu beeinflussen. Genießen Sie für einen Moment die Stille und beobachten Sie die Natürlichkeit.
- Nachdem Sie ein paar Minuten lang so geatmet haben, schenken Sie sich ein sanftes Lächeln. Nehmen Sie wahr, wie Ihre Gesichtsmuskeln weicher werden und das Gefühl von Wärme und Glück sich auf jede einzelne Zelle Ihres Körpers überträgt.
- Stellen Sie sich vor, wie jede einzelne Körperzelle von Ihrem Lächeln erstrahlt, und lassen Sie das Lachen größer und breiter werden. Voller Glück, Zufriedenheit, Liebe und Dankbarkeit. Verweilen Sie nun für einen Augenblick genau so.

- Schenken Sie dann nacheinander Ihrem Herzen, Ihren Lungen, Ihrem Magendarmtrakt, Ihren Nieren, Ihrer Leber, Ihrer Bauspeicheldrüse und allen anderen Organen und Körperteilen, bei denen Sie intuitiv bemerken und fühlen, dass ihnen ein Lächeln guttun würde, ein liebevolles Lächeln. Erwarten Sie nichts dafür, schenken Sie einfach immer wieder ein Lächeln.
- Lassen Sie diese Wärme in Ihrem Körper aufsteigen, ausstrahlen und nehmen Sie dieses wohlige Gefühl mit in Ihren Alltag.
- Führen Sie Ihre Hände vors Herz, senken Sie sanft den Blick und bedanken Sie sich bei sich selbst für die Selbstfürsorge und Akzeptanz Ihres Körpers und Ihrer Seele.

SMILE AT YOURSELF

Schenken Sie sich jeden Morgen ein Lächeln und heißen Sie den neuen Tag willkommen. Der Mensch in Ihrem Badezimmerspiegel wird freudig zurücklächeln.

ANTI-STRESS-VORBEUGEN

Bauen Sie Stresshormone ab und schaffen Sie Platz für viel neue positive Energie: Richten Sie Ihre Aufmerksam nach innen und halten Sie zum Nachspüren einige Minuten inne. Machen Sie diesen Flow und alle anderen immer im 2er-Pack und wechseln Sie jeweils die Seiten.

FAYO-FLOW »RELAX«

- Mit weit gegrätschten Beinen den Oberkörper nach vorne beugen und parallel zum Boden ausrichten. Die Arme sind rechts und links auf Schulterhöhe ausgebreitet. (1)
- Rotation: Der Oberkörper bleibt parallel zum Boden, mit der linken Hand den Boden berühren, den rechten Arm über rechts senkrecht nach oben führen, der Blick folgt der rechten Hand. (2)
- Zurück zur Mitte kommen, der Oberkörper ist immer noch parallel zum Boden ausgerichtet. Arme in Verlängerung der Wirbelsäule lang nach vorne ausstrecken, die Handflächen berühren sich. (3)
- Nun mit dem Oberkörper tief in die Vorbeuge gehen, die Hände verschränken und die Arme nach hinten ziehen. (4)
- Oberkörper gerade aufrichten, Hände in die Gebetshaltung Namasté bringen. (5)
- Nach rechts drehen, das rechte Bein angewinkelt, das linke, hintere gestreckt, die rechte Fußspitze zeigt nach vorne, leichte Rückbeuge, Arme heben, lang gestreckt und hinter den Ohren. Die Dehnung ist in der Leiste zu spüren. (6)

- In der Rückbeuge die Ellbogen beugen, die Hände hinter dem Rücken falten und tief nach unten ziehen. Die Rückbeuge intensivieren. Das vordere Bein bleibt angewinkelt. (7)
- Nun auch das vordere Bein durchstrecken. Den Oberkörper vorbeugen, die Arme mit gefalteten Hände über Kopf ziehen. (8)
- Langsam hochkommen, gerade aufrichten, Hände lösen. Vorderes Knie beugen, hintere Ferse heben, Hände auf dem Kniegelenk ablegen. Hinteres Bein bleibt lang gestreckt. (9)
- Hinteres Knie zur Matte und vorderes Bein lang strecken. Oberkörper beugt sich vor mit der Stirn Richtung Schienbein. Hände fassen den linken Fuß. (10)
- In den Sitz kommen. Einatmend die Arme lang nach oben gestreckt, die Oberarme sind neben den Ohren. Die Sitzbeinhöcker auf der Matte spüren. (11)
- Ausatmend ziehen Hüftbeuger und Bauchmuskel den Oberkörper in die Vorbeuge. Stirn zum Schienbein führen, beide Hände fassen die Füße und ziehen den Oberkörper weiter in die Vorbeuge. Nachspüren und für 10 Atemzüge so bleiben. (12)

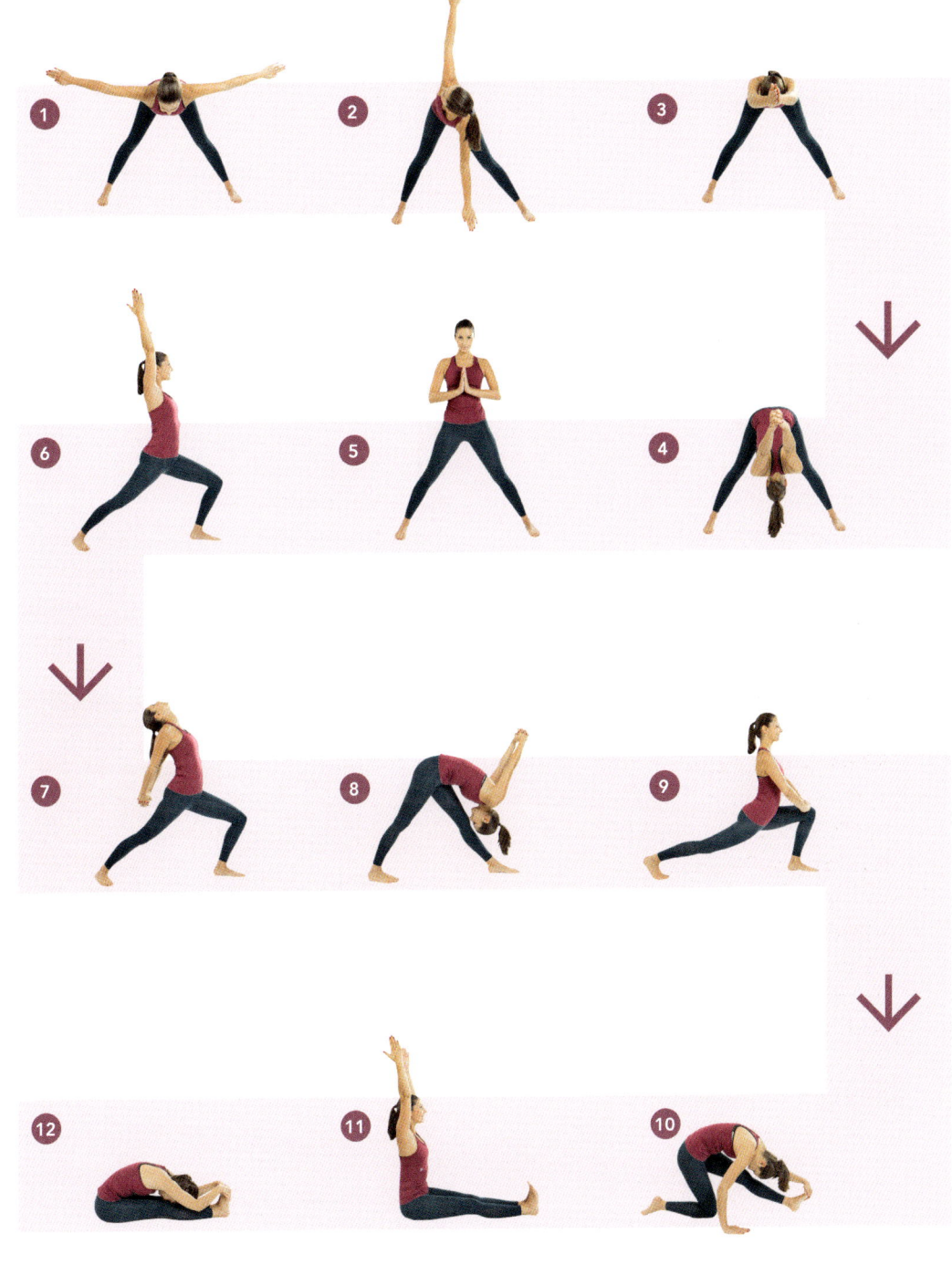

POWER-BOOSTER-SMOOTHIE

*½ Ananas • ½ Avocado • 1 Apfel • 2 Orangen •
4 Blatt Grünkohl • 250 ml Zitronenwasser*

1. Fruchtfleisch aus der Ananas und der Avocado lösen und grob würfeln. Apfel waschen, vierteln und Kerngehäuse entfernen. Orange schälen und grob würfeln. Grünkohl waschen.
2. Zitronenwasser zuerst in den Mixbehälter geben, dann das Obst und Gemüse. Alle Zutaten pürieren, bis sie cremig sind. Fügen Sie gerne etwas Wasser hinzu, sollte Ihnen die Konsistenz zu dickflüssig sein.

MANGOSUPPE

1 Mango • 3 Karotten • 1 rote Zwiebel • 1 daumengroßes Stück Ingwer • 2 EL Kokosöl • 200 ml Kokosmilch • ½ EL Currypulver • ½ EL Kurkuma • Salz • Pfeffer aus der Mühle • einige Granatapfelkerne

1. Mango, Karotten, Zwiebel und Ingwer schälen und in kleine Würfel schneiden.
2. Öl in einem Topf erhitzen und Zwiebeln und Ingwer darin andünsten.
3. Karotten, Mango, Curry und Kurkuma in die Pfanne geben und 4 Minuten anbraten.
4. Mit 300 ml Wasser und Kokosmilch ablöschen, mit Salz und Pfeffer würzen und weitere 15 Minuten köcheln lassen. Pürieren und mit Granatapfelkernen garnieren.

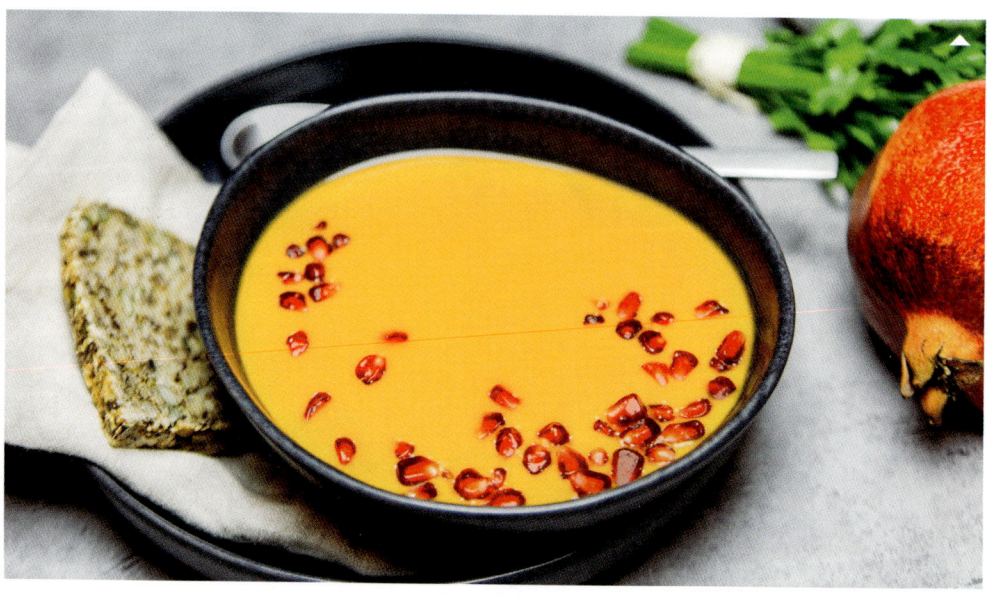

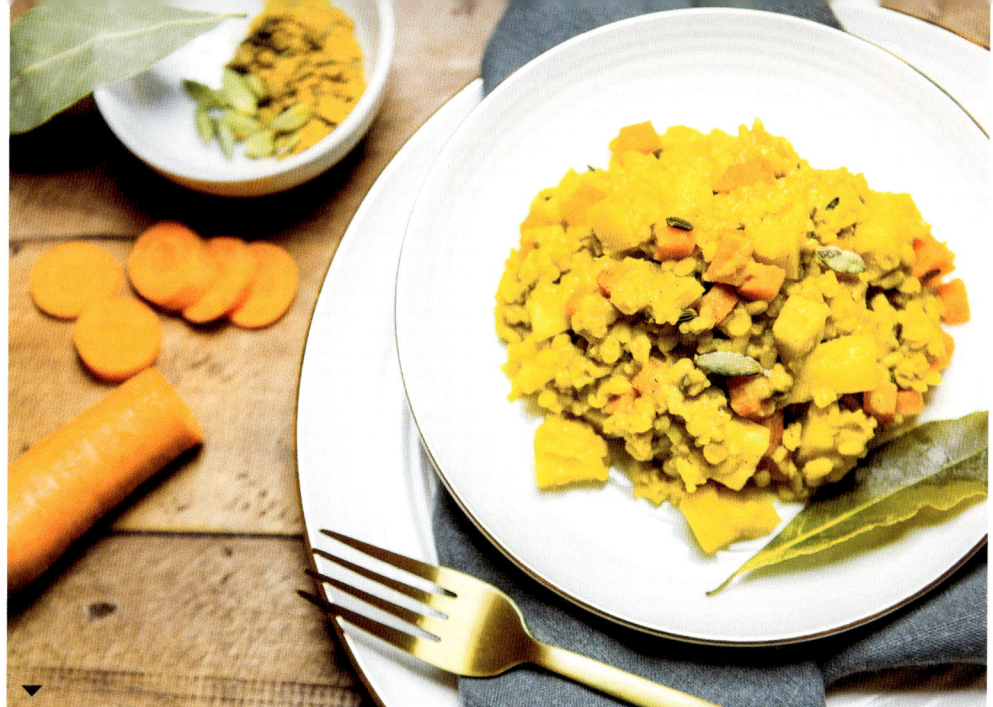

Ayurvedisch

KITCHARI

ÜBER NACHT VORZUBEREITEN

1 EL Kokosöl • 100 g Mung Dhal (Mungbohnen) •
80 g Vollkornreis • 1 daumengroßes Stück Ingwer •
1 TL Fenchelsamen • 3 Kardamomkapseln •
1 TL Kreuzkümmel • 1 TL Kurkumapulver •
1 Lorbeerblatt • 5 Nelken • 1 TL Zimt • 1 Karotte •
1 Pastinake • Salz • Pfeffer aus der Mühle
Zum Garnieren: 1 EL gezupfte Korianderblätter

1. Mung Dhal am besten über Nacht einweichen, ein paar Stunden reichen jedoch
   auch. Die Bohnen danach gut abwaschen.
2. Das Kokosöl in einem Topf erhitzen und
   alle Gewürze (Fenchel, Kardamom, Kümmel, Kurkuma, Lorbeerblatt, Nelken, Zimt)
   für 2 Minuten andünsten.
3. Geben Sie das vorbereitete Mung Dhal
   und Reis dazu und rösten Sie alles für
   weitere 2 Minuten kurz mit an.
4. Nun das Ganze mit 250 ml Wasser ablöschen und zum Kochen bringen.
5. In der Zwischenzeit Karotte und Pastinake
   in Würfel schneiden, in den Topf geben
   und köcheln lassen, bis die Mungbohnen
   sich auflösen.
6. Durch die Zugabe von mehr oder weniger
   Wasser können Sie die Konsistenz des Kitchari bestimmen.
7. Das Lorbeerblatt und die Nelken aus dem
   Topf nehmen und mit Koriander garniert
   servieren.

CHALLENGE: NEUNTER TAG

Es ist beinahe geschafft! Der vorletzte Tag der Challenge ist angebrochen. Ich wette, dass Sie sich super fühlen und vielleicht sogar bedauern, dass diese neue Erfahrung jetzt schon bald zu Ende gehen soll, weil Sie spüren, was sich bei Ihnen alles getan hat. Vielleicht hat es ja zwischendurch auch mal »gehakt«, und das ist nun auch überstanden. Heute sind nochmals die Hüften an der Reihe, auch, um eine bessere Beweglichkeit im unteren Rücken zu erzielen, Blockaden im Becken zu lösen und den Energiefluss in Schwung zu bringen. Und es ist die Mitte des Körpers, die viel Aufmerksamkeit verdient.

»Damit Veränderungen von wahrem Wert sind, müssen sie andauernd und konstant sein.«

Tony Robbins

Achtsamkeitsübung

Die abschließende Achtsamkeitsübung kombiniert die tiefe Atemübung, um unbewusste Blockaden ins Bewusstsein zu holen und mit der »Let Go«-Meditation sich von diesen dankend zu verabschieden. Nehmen Sie achtsam wahr, was während der intensiven Dehnungen in Ihnen hochkommen kann, und lassen Sie diese Wahrnehmungen zu. Durch das Hineinspüren in Ihren Körper bekommen Sie einen Zugang zu sich, Ihren Gefühlen und Körperempfindungen. Lassen Sie los, machen Sie sich frei und seien Sie im Hier und Jetzt.

fayo-Flow (Video auf fayo.de/gf)

Mit dem heutigen *fayo*-Flow lösen Sie Blockaden im Bereich des Beckens und des unteren Rückens und Sie mobilisieren Ihre Hüften. Das bringt den Stoffwechsel in dieser Region so richtig in Gang und regt die Entgiftungsorgane an.
Die innere Bewegung in der Bauchhöhle kann gar nicht wichtig genug genommen werden. Sie wirkt sich auf den ganzen Körper aus. Das Ergebnis ist ein harmonischer Energiefluss, der von innen heraus glücklich macht und den Sie als Wohlgefühl deutlich spüren können.

Was gibt's heute zu essen?

In den vorletzten Tag der Challenge starten wir mit einem Detox-Smoothie, der die Entgiftungsorgane unterstützt und Sie sich leicht und frei fühlen lässt. Diesen Prozess führen wir mit dem Superfood-Eintopf fort: Kichererbsen, Süßkartoffel, Grünkohl und Kurkuma sind die Haupttreiber, die Sie von Ballast befreien und ordentlich im Magendarmtrakt aufräumen.
Ein kulinarischer Hochgenuss sind die gebratenen asiatischen Glasnudeln am Abend!
Der schwarze Sesam wird in der traditionellen chinesischen Medizin sogar zur Heilung von Nierenleiden eingesetzt.

ATMEN & LOSLASSEN

Die Energie fließt, wohin die Aufmerksamkeit geht. Mit dieser erweiterten Meditations-kombination verankern Sie sich in Ihrem Körper und verbinden sich über die Atmung mit Ihrem Geist. Lassen Sie los, machen Sie sich frei und seien Sie im Hier und Jetzt.

ACHTSAMKEITSÜBUNG
»BREATH & LET GO«

- Setzen Sie sich bequem hin – auf dem Boden oder auf einem Stuhl, das bleibt ganz Ihnen überlassen.
- Schließen Sie Ihre Augen und kommen Sie bei sich an, ganz egal, an welchem Ort Sie sich gerade befinden (beispielsweise im Büro oder zu Hause).
- Die Wirbelsäule ist aufrecht. Ihre Arme hängen locker rechts und links am Körper herab, die Handinnenflächen zeigen nach vorne oder auch nach oben, sodass die Daumen nach außen zeigen.
- Einatmend heben Sie die Arme langsam nach oben, bis Ihre Handflächen über dem Kopf zusammentreffen. Halten Sie Ihren Kopf in der Verlängerung der Wirbelsäule. Der Blick ist tendenziell gesenkt.
- Während Sie langsam ausatmen, bringen Sie Ihre Arme wieder in die Anfangsposition zurück.
- Zählen Sie mit: 4 Sekunden einatmen, 2 bis 4 Sekunden halten, 6 Sekunden ausatmen. Wiederholen Sie dies 10-mal bei voller Konzentration.

- Beobachten Sie, wie sich Bauchdecke und Brustkorb mit der Einatmung heben und mit der Ausatmung senken.
- Erinnern Sie sich an eine unangenehme oder stressige Situation, ein Ereignis oder ein Gefühl beziehungsweise an etwas, von dem Sie sich in Dankbarkeit verabschieden möchten.
- Wenn es so weit ist, beim Einatmen innerlich »lass« aussprechen, beim Ausatmen »los« aussprechen.
- Wiederholen Sie das so oft, bis sich ein freies warmes Gefühl in Ihnen ausbreitet.

EMPATHIE

Schenken Sie Ihrem Gegenüber ungeteilte Aufmerksamkeit: Hören Sie aktiv zu, halten Sie Augenkontakt und seien Sie präsent bei der Sache. Dadurch fühlt sich die andere Person wahrgenommen und respektiert. Ein schönes Gefühl, das wiederum zu Ihnen zurückführt.

BLOCKADEN LÖSEN & MOBIL WERDEN

Setzen Sie während dieses fayo-Flows bewusst tiefe Atmung ein und bleiben Sie fokussiert und wach. Freuen Sie sich auf neue Positionen und nehmen Sie eventuelle Unterschiede beim Wechsel der Seiten war. Wenn Sie intensivieren möchten machen Sie mehrere Durchgänge.

FAYO-FLOW »HAPPY HIP OPENER«

- Greifen Sie in Rückenlage Ihren rechten Fuß mit der rechten Hand. Das Knie des angewinkelten Beins fällt dabei Richtung Boden. Das linke Bein bleibt lang gestreckt am Boden. Halten und intensivieren Sie die Position 5 Atemzüge lang (1). Kommen Sie dann in die Rückenlage und legen Sie beide Beine lang am Boden ab.

- Beugen Sie nun beide Knie an und greifen Sie beide Füße mit den Händen. Ziehen Sie die Knie zum Boden. Halten und intensivieren Sie dies 5 Atemzüge lang. (2)

- Rollen Sie sich aus dieser Position hoch in den Schneidersitz. Legen Sie die Fußsohlen aneinander, umgreifen Sie die Füße mit Ihren Händen, schieben Sie Ihre Fersen so nah wie möglich Richtung Po und lassen Sie die Knie zu Boden fallen. Halten Sie diese Position für 5 Atemzüge. (3)

- Lösen Sie sich langsam aus der Position und kommen Sie in den Vierfüßlerstand. (4)

- Kommen Sie in den heraufschauenden Hund, indem Sie Ihren Körper nach vorne absinken lassen. Der Blick ist nach vorne oben gerichtet, die Leisten werden in den Boden gedrückt. (5)

- Kommen Sie nun in den Vierfüßlerstand und strecken Sie Ihr linkes Bein lang nach hinten aus, der Fuß ist flex. (6)

- Nun kreuzen Sie im Vierfüßlerstand das angewinkelte rechte Bein vor dem ebenfalls angewinkelten linken Bein. (7)

- Kommen Sie in den Sitz, indem Sie nun mit den Händen den Po nach hinten zu den Fersen schieben. Das vordere Knie hebt leicht vom Boden ab. Fingerspitzen auf die Matte stellen. (8)

- Richten Sie den Oberkörper auf, greifen Sie mit der rechten Hand den rechten Fuß und strecken Sie das Bein lang nach oben durch und aus, kehren Sie zurück und wiederholen Sie das mit dem linken Bein. (9)

- Nun fassen Sie beide Füße mit den Händen und strecken beide Beine gleichzeitig lang in der Grätsche nach oben aus. (10)

- Beine wieder auf dem Boden ablegen. Linkes Bein anwinkeln und den linken Fuß im Hüftbeuger rechts ablegen. (11)

- Nach vorne beugen, mit den Händen den rechten Fuß greifen. Für 5 Atemzüge den Oberkörper nach vorne und unten ziehen. Optional zum Nachspüren: Rückenlage. Entspannung für 5 tiefe Atemzüge. (12)

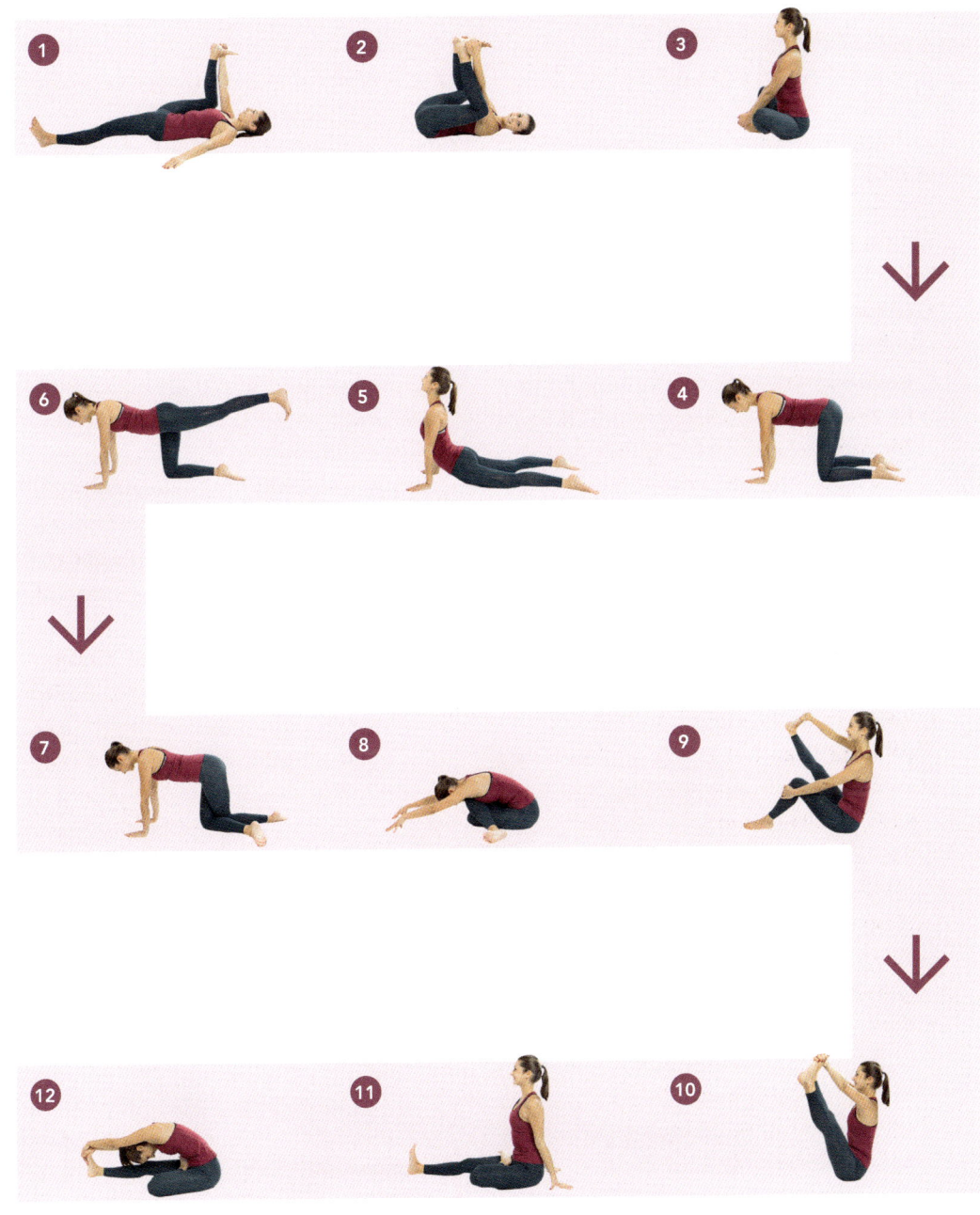

DETOX-SMOOTHIE

1 Handvoll Feldsalat • 1 Banane • 1 Birne • 1 daumengroßes Stück Ingwer • 200 ml Kokoswasser

1. Feldsalat verlesen und waschen. Banane schälen und in Stücke schneiden. Birne waschen, vierteln und Stiel und Kerngehäuse entfernen. Ingwer schälen und fein hacken.
2. Gießen Sie das Kokoswasser zuerst in den Mixbehälter und pürieren Sie das Obst und Gemüse, bis alles cremig ist.

SUPERFOOD-EINTOPF

1 kleine Süßkartoffel • 1 Zwiebel • 2 EL Kokosöl • 2 TL Kurkuma • 1 EL Paprikapulver • 350 ml Gemüsebrühe • 100 g Kichererbsen aus dem Glas • 5 Cocktailtomaten • 200 g Grünkohl • Salz • Pfeffer

1. Süßkartoffel schälen, in Würfel schneiden, Zwiebel schälen und hacken.
2. Öl in einem Topf erhitzen, Zwiebeln und Süßkartoffel 3 Minuten darin dünsten.
3. Kurkuma und Paprikapulver zugeben und mit der Gemüsebrühe ablöschen. Alles bei mittlerer Flamme 15 Minuten köcheln.
4. Inzwischen Kichererbsen waschen, Tomaten halbieren und Grünkohl grob hacken.
5. Nach 15 Minuten die Kichererbsen und die Grünkohlblätter in den Topf geben, kräftig umrühren und für weitere 5 Minuten mitkochen.
6. Mit Salz und Pfeffer abschmecken und in einem tiefen Teller servieren.

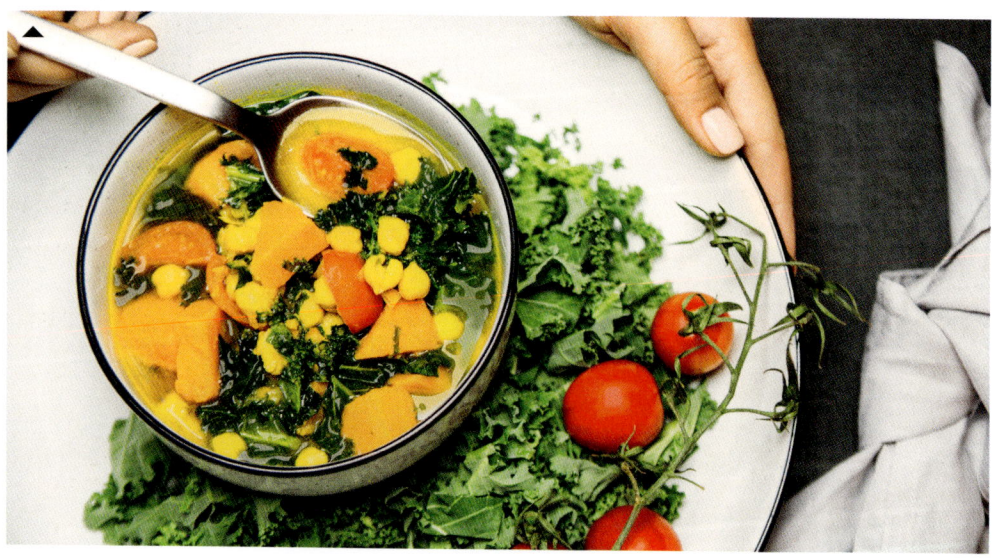

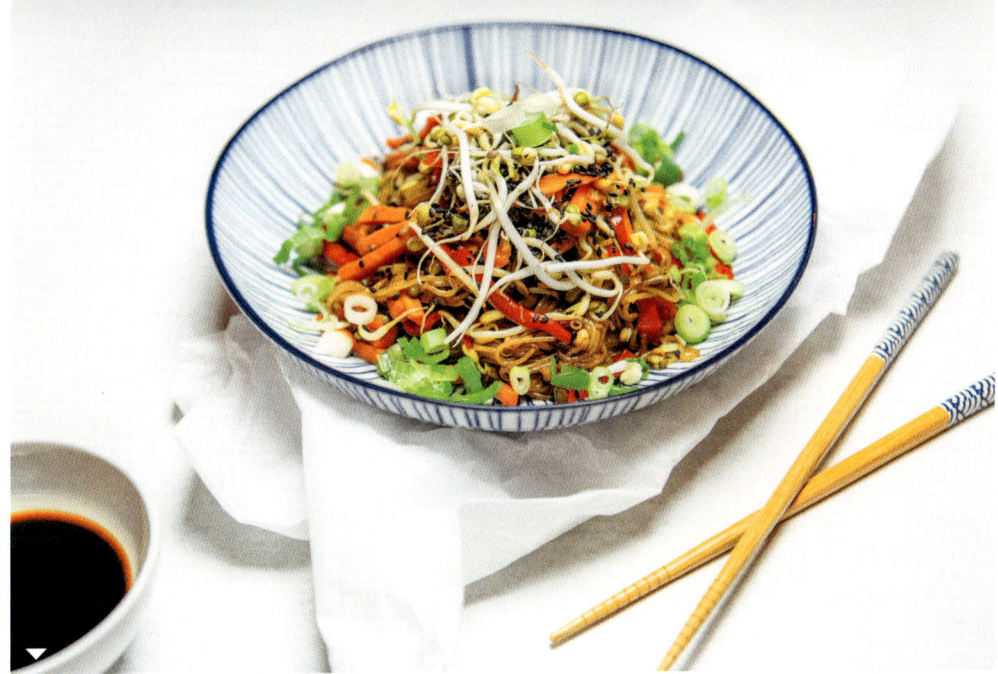

GEBRATENE ASIATISCHE GLASNUDELN

2 TL schwarzer Sesam • 1 Knoblauchzehe • 1 dau-
mengroßes Stück Ingwer • 1 Frühlingszwiebel •
1 rote Spitzpaprika • 1 Karotte • 4 EL Mungboh-
nensprossen • 2 EL Kokosöl • 1 Packung Glas-
nudeln • 4 EL Sojasauce • 1 TL Chilipaste • Salz •
Pfeffer aus der Mühle

1. Sesam in einer beschichteten Pfanne anrösten. In einer Schüssel abkühlen lassen.
2. Knoblauch und Ingwer in dünne Scheiben,
   Frühlingszwiebeln in Ringe, Paprika und
   Karotte in feine Streifen schneiden.
3. Mungbohnensprossen unter kaltem Wasser
   gut abwaschen und abtropfen lassen.

4. Währenddessen Glasnudeln gemäß der
   Packungsangabe zubereiten.
5. In einer Pfanne mit heißem Öl Knoblauch,
   Ingwer und Frühlingszwiebeln anbraten.
   Nach 5 Minuten Paprika, Karotten und
   Sprossen zugeben und ebenfalls anbraten.
6. Die Glasnudeln unter ständigem Rühren
   dazugeben und weitere 5 Minuten braten.
7. Mit der Sojasauce ablöschen und nach Belieben die Chilipaste hinzufügen und mit
   Sojasauce, Salz und Pfeffer würzen.
8. Die Glasnudeln in eine Bowl geben und
   mit Sesam und Koriander garnieren.

TIPP

Damit die Glasnudeln nicht verkleben, mit
kaltem Wasser abspülen und nach Belieben
etwas Öl dazugeben.

CHALLENGE: ZEHNTER TAG

Der letzte Tag der Challenge ist erreicht. Sie ziehen sich heute noch mal richtig lang und schaffen Platz für eine maximale Energieentfaltung und freie Gefühle.

Achtsamkeitsübung

Nutzen Sie die Endmeditation und reflektieren Sie über die vergangenen zehn Tage. Was hat sich verändert? Wie fühlt sich Ihr Körper an? Was ist in Ihrem Geist beziehungsweise in Ihrem Kopf vorgegangen? Was hat Sie überrascht? Was möchten Sie beibehalten? Vielleicht werden Sie die Challenge noch ein zweites Mal aufnehmen und so Ihr Leben bereichern. Schreiben Sie Ihre neuen Erkenntnisse auf, so verlieren Sie diese nicht aus den Augen. Nehmen Sie die Herausforderung an, seien Sie mutig und übernehmen Sie die Verantwortung für diese wunderbare Reise des Lebens. Sie werden mit Gesundheit und Zufriedenheit belohnt.

fayo-Flow (Video auf fayo.de/gf)

Die Seitbeuge ist eine schöne Metapher für zwei Bestandteile des Lebens. Ein Teil von Ihnen verankert sich stabil am Boden, der andere Teil darf sich frei entfalten und ausdehnen, wie er will. Sie erleben also Erdung und Verlässlichkeit auf der einen Seite, aber auch Neues und Abenteuer auf der anderen Seite. Aus der Stabilität entsteht Freiheit! Nehmen Sie diese Botschaft mit in den letzten Tag der Challenge, aber auch mit in Ihr Leben.

Was gibt's heute zu essen?

Den Erdbeer-Fenchel-Smoothie können Sie auch mit anderen Beeren oder TK-Beeren zubereiten. Heute empfehle ich Ihnen, den Smoothie zu löffeln: Dadurch ist er noch bekömmlicher, und die Sättigung hält länger an. Der Radicchiosalat ist durch die enthaltenen Bitterstoffe besonders gesund: »Was bitter im Mund, ist dem Magen gesund.« Mit Bitterstoffen schützen sich Pflanzen vor Fraßfeinden. In unserem Körper aktivieren Bitterstoffe unsere Verdauungsdrüsen wie Leber, Galle, und Bauchspeicheldrüse. Noch ein Vorteil: Bitterstoffe wirken als Appetitzügler, bremsen Heißhunger und sättigen schnell. Kombiniert mit dem süßen Datteldressing, ist der Radicchiosalat ein absoluter Genuss. In der Buchweizen-Blumenkohl-Bowl finden Sie bekömmliche Fenchelsamen und Cranberrys mit einer vollen Ladung Antioxidanzien.

SHARING IS CARING

Sie haben viele neue Dinge gelernt und mit Sicherheit in den zehn Tagen auch deutlich gespürt. Teilen Sie Ihre Erfahrungen mit Freunden und Menschen in Ihrem Umfeld, sodass auch sie von der Challenge und einem neuen Lebensstil profitieren können. Zusammen ist man weniger allein, und neue Gewohnheiten lassen sich gemeinsam mit mehr Spaß und nachhaltiger umsetzen.

KURZER BODY-SCAN

Wiederholen Sie die Achtsamkeitsmeditation vom zweiten Tag, um bewusst intensiv nachzuspüren, was sich seit dem zweiten Tag der Challenge verändert hat.

ACHTSAMKEITSÜBUNG
»MINI-BODY-SCAN«

- Legen Sie sich auf den Rücken, strecken Sie die Arme etwas vom Körper weg, die Beine hüftbreit öffnen. Schließen Sie die Augen – aber bitte nicht einschlafen!
- Beobachten Sie Ihren Atem. Betrachten Sie, wie sich Ihre Bauchdecke hebt und senkt, ganz von selbst, ohne dass Sie etwas tun müssen. Einfach beobachten: »ein« und »aus« und »Pause«.
- Nehmen Sie wahr, wie der Körper aufliegt. Lassen Sie mit jeder Ausatmung los, geben Sie Ihr Körpergewicht an den Boden ab.
- Beginnen Sie mit der Reise durch Ihren Körper.
- Beobachten Sie die auftretenden Empfindungen: die Temperatur, ein Kribbeln, Berührungen, oder vielleicht bemerken Sie auch gar nichts. Was auch immer Sie spüren, es ist vollkommen in Ordnung. Lenken Sie Ihren Atem an die Stelle, nehmen Sie neugierig wahr und beobachten Sie die Veränderung.
- Sie beginnen im rechten Fuß, Zehen, Fußsohle. Wandern Sie mit Ihrer Aufmerksamkeit weiter nach oben in den Unterschenkel, das Knie, den Oberschenkel und schließlich in die rechte Hüfte.
- Wenn Sie so weit sind, spüren Sie mit der Atmung nach und schicken Sie dann Ihren Atem in das linke Bein herunter und nehmen Sie auf dem umgekehrten Weg den linken Fuß, den Unterschenkel, das Knie, den Oberschenkel und schließlich die linke Hüfte wahr.
- Werden Sie mit jeder Ausatmung schwerer und nehmen Sie genau wahr, wie sich Verspannungen bei jeder Ausatmung lösen.
- Lenken Sie Ihre Aufmerksamkeit nacheinander in die Körperteile. Rechte Hand, Finger, Unterarm, Ellbogen, Oberarm, Schulter, linke Hand, Finger, Unterarm, Ellbogen, Oberarm, Schulter.
- Anschließend in den Nacken, den Kopf, Ihr Gesicht, lassen Sie die Gesichtszüge weich werden, entspannen Sie Ihre Zunge.
- Jeder Wechsel von einer Körperpartie wird durch ein bewusstes intensives Ein- und Ausatmen unterstützt.
- Nachdem Sie Ihren Körper einmal durchgescannt haben, verweilen Sie noch einige Minuten in Ihrer Vollkommenheit – verbunden durch Ihren Atem.

SEITBEUGEN ZUR ENERGIEENTFALTUNG

Genießen Sie diesen anspruchsvollen Abschluss der Challenge, der hoffentlich gleichzeitig Beginn Ihrer nun nicht mehr endenden Körpererkundung ist. Wiederholen Sie diese Flows regelmäßig. Der Übungsbereich unter www.fayo.de/gf bleibt kostenfrei zu Ihrer Verfügung!

FAYO-FLOW »SIDE EFFECTS«

- Stehen Sie gerade, die Beine sind hüftbreit geöffnet, die Handflächen zeigen zum Boden, Fingerspitzen ziehen nach vorne zum Unterarm. Die Fingerspitzen zeigen zur Seite. Heben Sie den rechten Arm, blicken Sie über die linken Schulter und neigen Sie sich zur linken Seite. (1)
- Den nach oben gestreckten Arm an die linke Hand führen. Die Hände übereinanderlegen. Beide Schultern ziehen Richtung Boden. (2)
- Beide Arme nach rechts rotierend anheben und in eine leichte Rückbeuge führen. (3)
- Greifen Sie nun beide Hände hinter dem Rücken und ziehen Sie sich mit lang gestreckten Armen weiter nach hinten in die Rückbeuge. (4)
- Nun, immer noch die Hände hinter dem Rücken fassend, mit lang gestreckten Armen in die Vorbeuge gehen. (5)
- Die Hände öffnen, Handflächen auf dem Boden ablegen und das linke Bein lang zur Decke strecken. (6)
- Das lang ausgestreckte Bein weit hinter dem Körper abstellen, um in den Krieger I

zu kommen. Die Arme sind nach oben ausgestreckt und hinter den Ohren. (7)
- Arme zur Seite öffnen, den Oberkörper nach links drehen. Die Arme sind auf Schulterhöhe, lang zur Seite ausgestreckt, Handflächen zeigen nach außen. (8)
- Umgekehrter Krieger: Den linken Arm am ausgestreckten Bein nach unten führen, den rechten Arm lang nach oben ausstrecken und in die Rückbeuge kommen. (9)
- Nun in den seitlichen Winkel kommen, indem Sie den rechten Ellbogen auf Ihr rechtes Knie legen und mit dem linken Arm weit nach oben rechts ziehen. Der Blick folgt der linken Hand. (10)
- Jetzt in die tiefe Hocke kommen. Dazu mit gebeugten Knien den Oberkörper aufrichten, den Po Richtung Boden senken. Ellbogen drücken gegen die Knie. Hände in die Gebetshaltung Namasté bringen. (11)
- Kommen Sie in die sitzende Grätsche, das rechte Bein lang ausgestreckt, linkes Bein angewinkelt. Seitneigung nach rechts, die Hand greift zum Fuß. Langsam zurückkommen. Optional zum Nachspüren in den Schneidersitz setzen. Namasté. (12)

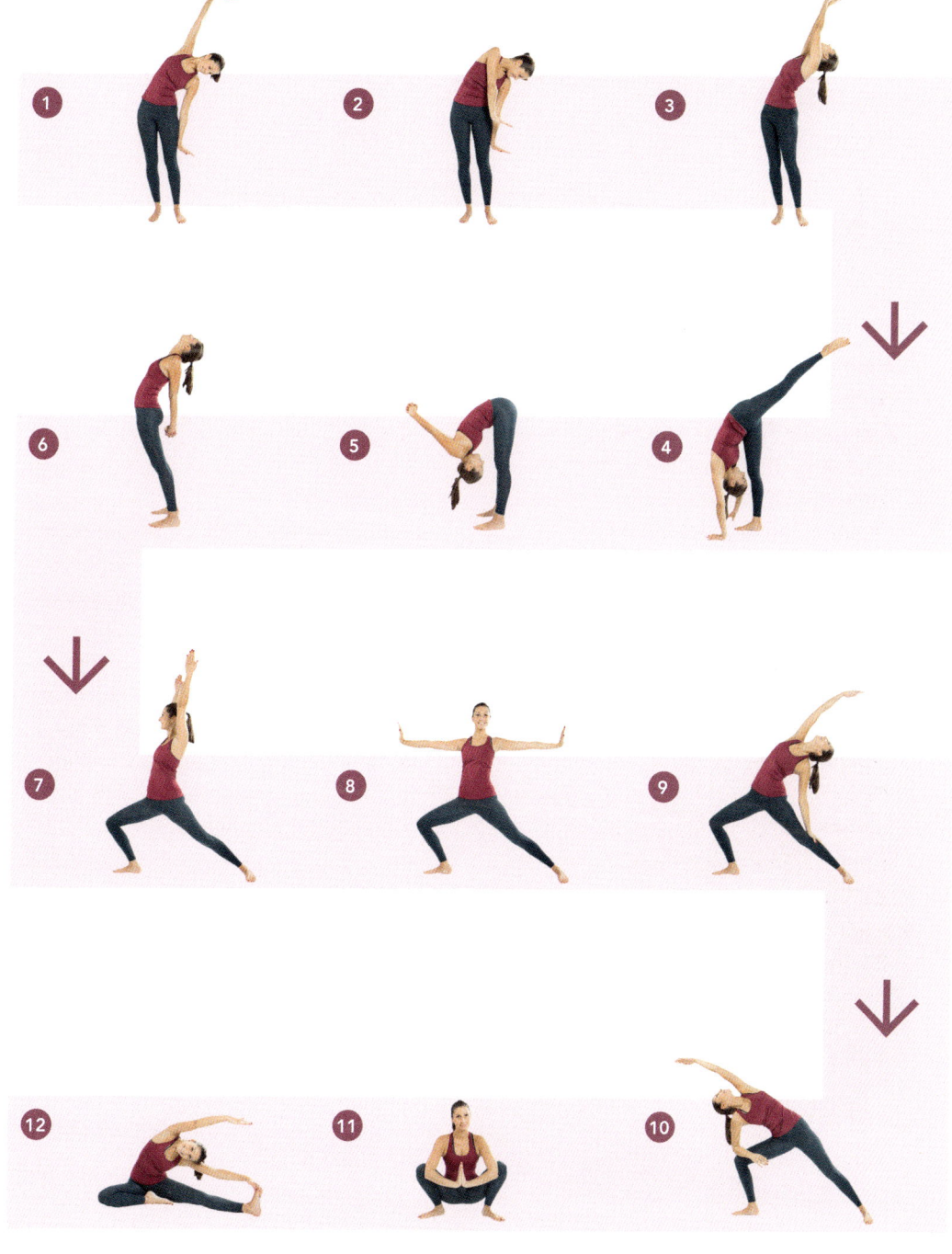

ERDBEER-FENCHEL-SMOOTHIE

KANN MAN AUCH LÖFFELN

2 Handvoll Erdbeeren • ½ Fenchelknolle • ½ Landgurke • 1 TL Zimt • 200 ml Zitronenwasser

1. Alle Zutaten für den Smoothie waschen und gegebenenfalls schälen. Je nach Leistungsstärke Ihres Mixers außerdem entsprechend in Stücke schneiden.
2. Geben Sie das Zitronenwasser zuerst in den Mixer. Pürieren Sie Obst, Gemüse und Zimt so lange, bis alles cremig ist.

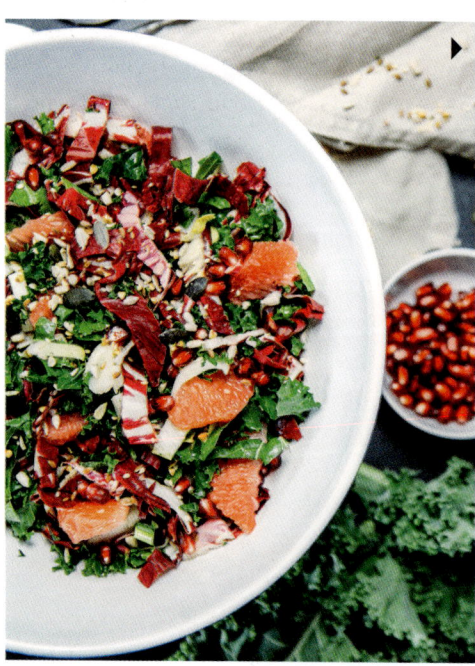

RADICCHIOSALAT MIT DATTEL-VINAIGRETTE

GUT FÜR DIE VERDAUUNG

1 EL Sesam • 1 EL Kürbiskerne • 1 EL Sonnenblumenkerne • 1 kleiner Radicchio • 1 Chicorée • 100 g Grünkohl • 1 Grapefruit • 3 EL Granatapfelkerne
Für die Vinaigrette: 2 Datteln • 1 Knoblauchzehe • 3 EL Apfelessig • 4 EL Olivenöl • 1 EL Dijonsenf • Salz • Pfeffer aus der Mühle

1. Sesam, Kürbis- und Sonnenblumenkerne in einer heißen beschichteten Pfanne ohne Fett etwa 5 Minuten rösten. Dabei gelegentlich umrühren und anschließend beiseitestellen.
2. Radicchio-, Chicorée- und Grünkohlblätter waschen und in mundgerechte Stücke schneiden. Grapefruit schälen und filetieren. Alles in eine Schüssel geben oder auf einer Platte anrichten.
3. Für die Vinaigrette Datteln mit kochendem Wasser übergießen und 8–10 Minuten einweichen lassen. Das Wasser anschließend abgießen. Knoblauchzehe schälen, fein hacken und mit Apfelessig, Olivenöl und Senf zu einer cremigen Vinaigrette pürieren. Anschließend mit Salz und Pfeffer fein abschmecken.
4. Die Vinaigrette nun über dem Salat verteilen und den Salat mit den Granatapfelkernen bestreut servieren.

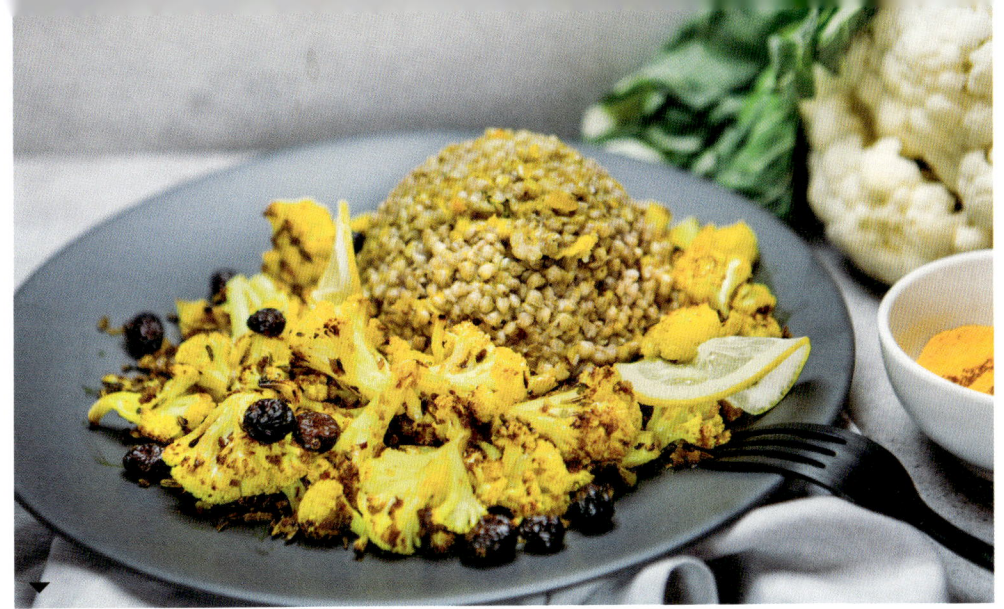

BUCHWEIZEN-BLUMENKOHL-BOWL

BOWL MIT GERÖSTETEM GEMÜSE

*100 g Buchweizen • 1 Blumenkohl • 3 EL Kokosöl •
2 TL Currypulver • 1 TL Kreuzkümmel • 1 TL Fenchelsamen • 1 TL Kurkuma • 1 Knoblauchzehe •
1 rote Zwiebel • Salz • Pfeffer aus der Mühle*
Mögliche Toppings: 1 EL Cranberrys • Zitronensaft

1. Den Backofen auf 200 Grad Ober-und Unterhitze vorheizen.
2. Buchweizen gemäß der Packungsangabe etwa 25 Minuten garen.
3. Den Blumenkohl in Röschen teilen und diese auf einem mit Backpapier ausgelegten Backblech verteilen. Rösten Sie den Blumenkohl insgesamt 20 Minuten auf mittlerer Schiene, nach 10 Minuten wenden.
4. Das Kokosöl in einem Topf bei niedriger Hitze schmelzen und die Gewürze nach und nach zufügen. Rühren Sie dabei permanent um, damit nichts anbrennt.
5. Die Knoblauchzehe und die Zwiebel klein hacken und zu den Gewürzen in den Topf geben. Für 3 Minuten mit den Gewürzen andünsten.
6. Geben Sie den fertig gerösteten Blumenkohl und den fertig gegarten Buchweizen in den Kochtopf und rühren Sie kräftig um. Braten Sie alle Zutaten in etwa 5 Minuten knusprig an.
7. Schmecken Sie den Buchweizen-Blumenkohl anschließend mit Salz und Pfeffer ab.
8. Das Gericht in einer Schüssel anrichten und mit Cranberrys bestreut servieren
9. Für einen extra Frischekick träufeln Sie einige Spritzer Zitronensaft auf den Kohl.

CHALLENGE GESCHAFFT?

Sie haben durchgehalten? Oder zumindest fast? Super, dass Sie mitgemacht haben! Ein Riesenkompliment, wenn Sie voll durchgehalten haben, und nicht wirklich schlimm, wenn Sie nicht alles zu 100 Prozent umsetzen konnten. Übung macht bekanntlich den Meister – vor allem bei den *fayo*-Flows.

Es ist ganz normal, dass Ihr Körper Zeit braucht, um sich an neue Bewegungen und Positionen anzupassen. Geben Sie sich diese Zeit und erwarten Sie keine Wunder – wichtig ist nur, dass Sie nicht aufgeben und sich Ihr Ziel klar vor Augen führen: Jeden Tag können Sie sich ein klein wenig verbessern und weitere Bewegungswinkel erobern. Bei dem einen geht es eben schneller, bei dem anderen dauert es etwas länger.

DIE VEGANE KÜCHE

Wir hoffen, die leckeren Rezepte haben Ihnen geschmeckt und bewiesen, dass eine gesunde, sogar vegane Ernährung nicht fad oder langweilig sein muss. Wenn Sie nicht zu 100 Prozent auf tierische Lebensmittel verzichten möchten, ist das selbstverständlich Ihre Entscheidung und völlig in Ordnung. Wichtig bei diesem Thema ist, dass Sie ehrlich zu sich selbst sind und spüren, was Ihnen guttut. Ihrer Gesundheit zuliebe genießen Sie bewusst, achten Sie auf eine gute Qualität (möglichst kontrolliert biologisch) und führen Sie so oft wie möglich, wenigstens aber ab und zu, vegane Tage ein – das bekommt jeder hin!

ACHTSAMKEIT TRAINIEREN

Wenn das Thema Achtsamkeit für Sie komplettes Neuland war und Sie noch nicht 100-prozentigen Zugang gefunden haben, ist das ganz normal. Auch hier dürfen Sie sich Zeit lassen. Bleiben Sie dran, und ich garantiere Ihnen, dass Sie mit ein wenig Übung noch entspannter, bewusster und glücklicher werden können.

AUCH WENN ES MAL »GEZWICKT« HAT – MACHEN SIE WEITER!

Falls Sie sich phasenweise unwohl gefühlt haben, gereizt oder krank wurden, vielleicht Kopfschmerzen bekamen oder Muskelkater und Bewegungsschmerzen, dann sind das normalerweise sogenannte Erstverschlimmerungen oder Detoxzeichen. In der Naturheilkunde nennt man sie auch Heilkrisen. Sie kommen dadurch zustande, dass einfach ausgedrückt, Gifte freigesetzt werden und für allerlei Stress im Körper sorgen, bevor sie ausgeschieden werden. Die plötzliche Umstellung auf einen gesunden Lebensstil sorgt für den Anstoß von Reparaturarbeiten im Körper, die viel Energie benötigen. Diese Prozesse können kurzfristig schlapp und müde machen und das Unwohlsein auslösen.

Sie haben jetzt einen Eindruck bekommen, wie sich Ihre Ernährung, tägliche Bewegung und Achtsamkeitsübungen bereits nach zehn Tagen auf Ihren Alltag, Ihr Empfinden, Ihre Denk- und Leistungsfähigkeit, Ihre Stressresistenz, Ihre Power, Ihr Wohlbefinden und Ihre Laune auswirken. Jetzt können Sie hochrechnen, wie sich all das nach Wochen, Monaten oder gar Jahren weiter verbessern kann. Das dazu notwendige Wissen haben Sie jetzt, also nutzen Sie es und investieren Sie die dafür nötige Zeit, denn Sebastian Kneipp hat völlig recht: »Wer keine Zeit für seine Gesundheit hat, wird später sehr viel Zeit für seine Krankheiten brauchen.«

Bleiben Sie dran – es liegt in Ihrer Hand.

LUST AUF MEHR?

Dann merken Sie sich den Namen *fayo. fayo* steht für »food, awareness, yoga, om«. Mit *fayo* können Sie die Gesundheitsformel in Ihren Alltag integrieren und dauerhaft als Lebensstil weiterführen.

FAYO – WAS IST DAS?

fayo ist also die praktische Umsetzung der Gesundheitsformel und die praktische Weiterführung der 10-Tage-Challenge. *fayo* steht für eine gesunde Ernährung (food), wirksame Achtsamkeitspraxen (awareness), ausgleichende Bewegungen (yoga) und verbindet

Körper, Geist und Seele mit Dankbarkeit (Om) im Hier und Jetzt.

Neben diesem Buch haben wir mit *fayo* einen Weg gefunden, auch über die digitalen Medien Aufklärungsarbeit zu leisten. Wir wollen allen Menschen zeigen, wie einfach Gesundheit geht, sie stärken, die Verantwortung dafür zu übernehmen, und sie ermutigen, dass es ist nie zu spät ist, etwas zu verändern! Haben Sie Lust, weiter in das Thema einzusteigen und Teil unserer Community zu werden? Für täglich neue Inspirationen, abwechslungsreiche *fayo*-Flows, Achtsamkeitsübungen und leckere Rezeptideen folgen Sie uns gerne online auf Pinterest, YouTube, Instagram und Facebook. Sie finden uns unter den Begriffen »fayo« und »fayo_official«. Auch unser Podcast »health up your life« ist eine weitere Quelle, um weiter dran zu bleiben, natürlich kostenlos und frei zugänglich über das Internet.

DIE FAYO-AUSBILDUNG

Mit diesem Buch haben Sie bereits die Grundlagen und das Verständnis für alle drei Elemente der Gesundheitsformel kennengelernt. Aber es gibt noch so unglaublich viel mehr zu diesem wirklich großen Themenbereichen zu sagen. Für alle diejenigen Menschen, die über dieses Buch hinaus tiefgründigeres Wissen erhalten möchten, bieten wir unsere *fayo*-Ausbildung an.

Diese Ausbildung ermöglicht Ihnen, mit den Inhalten zu leben und zu arbeiten. Dabei spielt es keine Rolle, welche Vorbildung Sie haben oder wie alt Sie sind. Jeder Mensch hat ein Recht auf Gesundheit! Und wir wollen, dass möglichst alle Menschen davon erfahren, wie einfach es ist, gesünder zu werden! Es gibt schon viele Menschen, die das tun und wir sind glücklich, sie unsere *fayo*-Partner nennen zu dürfen.

ALLE INFORMATIONEN ZU UNSERER AUSBILDUNG FINDEN SIE AUF WWW.FAYO.DE

Die *fayo*-Ausbildung ist überwiegend eine online-basierte Ausbildung und dauert insgesamt sechs Monate. Dabei beginnt die Ausbildung mit einer zweitägigen Präsenzveranstaltung. An diesen beiden Tagen lernen wir uns persönlich kennen, und Sie erfahren tiefgründige und weiterführende Zusammenhänge von Ernährung, Bewegung und Psyche und lernen die Basis-Flows »Earthflow« und »Skyflow«. Alle Teilnehmer sind potenzielle *fayo*-Gesundheitsexperten und bringen ganz eigene Erfahrungen, Kenntnisse und Hintergründe mit. Natürlich geht es auch um Spaß, Austausch und Networking.

Nach der Präsenzveranstaltung nutzen Sie für sechs Monate unser Online-Weiterbildungsangebot mit vielen Vertiefungen. So können Sie sich flexibel von zu Hause aus fortbilden und weiterentwickeln – auch neben Ihren anderen Verpflichtungen.

Sie werden außerdem mit Anmeldung zur *fayo*-Ausbildung Teil unseres *fayo*-Netzwerks, sind mit Gleichgesinnten vernetzt und Teil einer wachsenden Community aus Coaches und Anwendern.

Sie möchten die Ausbildung nicht nur für sich selbst machen, sondern auch mit den Inhalten arbeiten? Als Neuanfang oder Ergänzung? Dann können Sie sich nach der *fayo*-Ausbildung mit einer kleinen Prüfung zum *fayo*-Gesundheitscoach qualifizieren. Als *fayo*-Gesundheitscoach können Sie dann unter dem Namen »fayo« ganzheitlich beratend und unterrichtend tätig sein. Sie haben Fragen, Interesse oder möchten mit uns Kontakt aufnehmen? Sie finden unsere Kontaktdetails auf www.fayo.de

Wir freuen uns auf Sie!
Ihre Petra Bracht, Mira Flatt & Samira Knott

BÜCHER,
DIE WEITERHELFEN

Bücher der Autorin

**Fayo – das Faszien-Yoga:
Die enorme Heilkraft des
Bindegewebes nutzen**
Die Grundlage des Bewe-
gungssystems, das im
fayo-Lifestyle den Körper auf
ein immer höheres Gesund-
heitslevel führt. Sie bekommen ein Verständnis dafür,
warum welche Bewegung Sie
immer gesünder und
schmerzfreier macht, und lernen die Basics »EarthFlow«
und »SkyFlow« kennen.
(Goldmann, München)

**Intervallfasten: Für ein
langes Leben – schlank und
gesund**
Sie lernen die Methode des
Intervallfastens nach Petra
Bracht und zwölf spezielle
Körperübungen, die kräfti-
gen, flexibilisieren und einen
besonderen Stoffwechsel-
turbo entfalten – mit einem
14-Tage-Ernährungs-und-Be-
wegungsprogramm.
*(Gräfe und Unzer Verlag,
München)*

**Rolle dich schmerzfrei:
Das Faszien-Rollen nach
Liebscher & Bracht**
Sie lernen das Rollen von
15 Körperbereichen und
15 Schmerzfrei-Übungen mit
Dehn- und Kräftigungsimpul-
sen, um sich selbst von
Schmerzen am ganzen Kör-
per befreien zu können.
(Goldmann, München)

**Die Arthrose-Lüge: Warum
die meisten Menschen völlig
umsonst leiden – und was
Sie dagegen tun können**
Sie erfahren, warum und wie
Sie sich von Ihren Schmerzen
befreien können, wenn Sie
Arthrose haben, und was ge-
nau Sie tun müssen, um die
Voraussetzungen dafür zu
schaffen, dass sich Ihr Origi-
nalknorpel in hyaliner Form
wieder aufbauen kann, mit
Selbsthilfeübungen und
Faszienrollen für jede
Arthrose-Art.
(Goldmann, München)

**Deutschland hat Rücken: Wie
es so weit kommen konnte.
Warum jetzt Schluss damit
ist. Was Sie selbst dagegen
tun können**
Dieses Buch lässt keine Fragen offen, die Entstehung
von Rückenschmerzen wird
logisch und lückenlos erklärt,
daraus ergeben sich die Vor-
gehensweisen, sie wirksam zu
therapieren. Sie bekommen
die effizientesten Übungen,
Rollmassagen und Druck-
punkte erklärt, um sich selbst
behandeln zu können.
(Mosaik, München)

Campbell, T. Colin
China Study
argon balance

Leitzmann, Prof. Dr. Claus
Vollwertküche für Genießer
Bassermann, München

Gräfe und Unzer Verlag
Mutter, Dr. Joachim
Lass dich nicht vergiften!

Wiedemann, Christina
Eiweiß, nur grün

Podcast
»So geht Gesundheit!«

»Health up your Life«
Der Podcast für ein gesundes
und glückliches Leben!
Um möglichst viele Men-
schen zu erreichen und das
Wissen meiner Gesundheitsformel zu teilen, habe ich zusammen mit Mira Flatt und
Samira Knott den Podcast
Health up your Life ins Leben
gerufen. Hier werden die drei
Basics der gesunden Ernährung, ausgleichenden Bewegung und wohltuenden
Achtsamkeit in Form von
spannenden Informationen,
wertvollen Tipps und prakti-
schen Übungen kombiniert
und mit Ihnen geteilt. Sie erwarten wöchentlich wech-
selnde Spezialthemen, Inter-
viewpartner sowie eigene
Erfahrungen. Wir zeigen Ihnen, wie einfach Gesundheit
heute geht und wie Gesundheit Ihr Lifestyle werden
kann.

ADRESSEN, DIE WEITERHELFEN
**Gesundheitspraxis
Dr. med. Petra Bracht
Liebscher & Bracht
Gesundheitszentrum**
Kisseleffstraße 10
61348 Bad Homburg
Tel: +49 (0)6172-171050
Mail: info@drpetrabracht.de

fayo Büro
Kaiser-Friedrich-
Promenade 111
61348 Bad Homburg
Tel: +49 (0)6172-1395989
Mail: info@fayo.de

Online-Adressen
Websites
www.drpetrabracht.de
www.fayo.de
www.liebscher-bracht.de

YouTube
www.drpetrabracht.de/
youtube
www.fayo.de/youtube
www.liebscher-bracht.com/
youtube

Instagram
www.drpetrabracht.de/
instagram
www.fayo.de/instagram
www.liebscher-bracht.com/
instagram

Facebook
www.drpetrabracht.de/
facebook
www.fayo.de/facebook
www.liebscher-bracht.com/
facebook

Pinterest
www.fayo.de/pinterest
www.pinterest.de/liebscher-
bracht/pinterest

SACHREGISTER

A
Abnehmen 82 f., 85
Achtsamkeit 64–75
Achtsamkeits-Basics 84 f.
Achtsamkeitsübungen
    »Breath« – Atme! 93
    »Breath & Let Go« 141
    »Let go« – Loslassen 111, 123
    »Love« 129
    Mini-Body-Scan 99, 147
    »Smile« 117, 135
    »Walk«– Gehmeditation 105
Albrecht, Lisa 5–7, 55
Alltagsstress 66
Amalgam 13 f.
Antibabypille 16
Arzt, innerer 31 f.
Atmung 81

B/C
Basenbad 34 f., 79
Bauch 116, 118, 122
Bauchatmung 117
Bauchfett 23
Bauchgefühl 55, 66, 74
Beckenboden 116
Bewegung, körperliche 52–67
Bewegungswinkel 53
Blähbauch 39, 50, 88
Cortisol 73, 82 f., 110

D
Dankbarkeit 62, 85, 91, 122
Dankbarkeitsritual 122
Detox 32, 63, 79, 98, 110, 144

E
E-Nummern 21
Empathie 141
Engpässe 54
Entgiftung siehe Detox
Ernährung 10–51
    vegane 49–51

F
Faszien 56 f.
Faszienrolle 56 f.
fayo 79, 153
fayo-Flow-Basics 80 f.
fayo-Flows
    Aufrecht stehen 106
    Balance der Mitte 118
    Beweglicher Rücken 100
    »Happy Hip Opener« 142
    Loslassen 112
    »Open Your Heart« 130
    »Relax« 136
    »Side Effects« 148
    »Stretch & Relax« 124
    »Warm-up« 94
fayo-Lifestyle 90–91
fayo-Rolle 57
Foodkoma 41

G
Gehmeditation 105
Gluten 28 f.

H
Haut 16, 33, 43, 45, 46, 57, 59, 79, 110
HDL-Cholesterin 37
Hormone 15 f.
Hüftbeuger 122, 124

I
Iliopsoas siehe Hüftbeuger
Intervallfasten 33

K
Kalzium 25, 34, 35, 46, 47
Käse 27 f.
Kuhmilch 25–27
Kummer, Anna Laura 5-7, 30

L
Lächeln 63, 117, 135
Lebensmittel
    basische 34 f.
    säurebildende 34 f.

M
Makronährstoffe 42
MBSR (Mindfullness Based Stress Reduction) 72
Meta-Meditation 129
Mikronährstoffe 42–48
Mikrowellenstrahlung 18–19
Milcheiweiß 25 f.
Milchfett 25
Milchzucker 26
Mineralstoffe 47
    Kalium 47
    Magnesium 47
Multitasking 66, 74
Mundhygiene 13 f.
Myokine 54

N
Nährstoffmangel 43, 51
Nahrungsergänzungsmittel 44

O
Ölziehen 15
Omega-3-Fettsäuren 36 f.
Omega-6-Fettsäuren 36 f.
Pflanzenstoffe, sekundäre 48
    Carotinoide 48
    Flavonoide 48
    Glucosinolate 48
    Monoterpene 48
    Phytosterole 48
    Polyphenole 48
    Saponine 48
    Sulfide 48

P
Präbiotika 38 f.
Probiotika 38 f.
Proteine 39–41, 45, 71
    pflanzliche 40 f.
    tierische 25, 29, 40 f., 51

R
Ressourcen 84 f.
    Ressourcenrucksack 84 f.
Rotationen 80 f., 98, 100
Rückbeugen 128, 130 f.

S

Salz 25
Schleimhaut 14, 21
Schwermetall-Tracker 21 f.
Schwermetalle 20 f.
   Blei 20
   Cadmium 20
   Quecksilber 20
Seitbeugen 146, 148
Selbstreflexion 89, 92
Smartphone-Detox 110
Spurenelemente 47
   Selen 47
   Silicium 47
Strahlung 17–20

Stress 12, 34, 38, 45, 54, 55, 57, 60, 62–65, 73–75, 82 f., 92, 110, 136
   oxidativer 26, 47
   psychosozialer 110
Stresshormone 83, 110, 134, 136

T/U

Tansfettsäuren 22 f.
Tiermilch 25–27
Trainingshindernisse 58 f.
Übersäuerung 53 f.

V/W

Vitamine 45 f.

Provitamin Q10 46
Vitamin A 45
Vitamin B_{12} 45
Vitamin C 45
Vitamin D 46
Vitamin E 46
Vitamin K 46
Vorbeugen 134, 136
Weichmacher 13

Y/Z

Yoga 62 f.
Zahnpflege 13 f.
Zeletzki, Jil 5–7, 71
Zucker 23 f.
Zuckeralternativen 24

DANKE

an alle, die mich immer wieder darum gebeten haben, meine Erfahrungen doch einmal in einer einfachen Formel zusammenzufassen. Allen voran möchte ich unseren beiden Söhnen Raoul und Julien sowie Roland, meinem Mann, danken. Denn sie leben, solange es uns als Familie gibt, all das – mit allen Vorstufen und Testungen –, was in diesem Buch beschrieben ist. Danke auch an alle unsere Freunde, insbesondere die Freunde unserer Söhne, mit denen wir immer wieder stundenlange Diskussionen rund um das Thema Gesundheit führten – ob diese wollten oder nicht. Danke an

meine Lehrer, allen voran Prof. Dr. Claus Leitzmann, der gemeinsam mit seiner lieben Frau Ille schon seit über 30 Jahren ein lebendes Vorbild für mich ist. Danke an Prof. Michael Lukas Möller, der zu früh verstorben ist und an dessen Lehrstuhl ich zehn Jahre lang einen Lehrauftrag über die Zusammenhänge von Gesundheit und Ernährung innehatte. Danke an alle anderen Lehrer, die ich nur durch ihre Bücher kennenlernen durfte, die mich aber durch ihre Erfahrungen und ihr Wissen bestärkt haben. Danke an alle meine Patienten und Patientinnen, durch deren Vertrauen ich die Er-

fahrungen sammeln durfte, die mich über die Jahre immer sicherer machten, dass meine Gesundheitsformel für jeden Menschen funktionieren kann.

Danke an meinen Körper, an meinen inneren Arzt, der mit mir Geduld hatte, um seine Sprache exakt zu erlernen, und auf den ich mich jederzeit verlassen kann.

Danke an euch, Mira und Samira, denn durch euch konnte diese geniale Challenge entstehen. Und zu guter Letzt an Ullrich, Christof von der Verlagsleitung und Janette vom Lektorat, denn ohne sie hätte das Buch gar nicht umgesetzt werden können.

IMPRESSUM

© 2019 GRÄFE UND UNZER
VERLAG GmbH, München
Alle Rechte vorbehalten. Nach-
druck, auch auszugsweise, sowie Verbreitung durch Bild,
Funk, Fernsehen und Internet,
durch fotomechanische Wie-
dergabe, Tonträger und Daten-
verarbeitungssysteme jeder Art
nur mit schriftlicher Genehmi-
gung des Verlages.

Projektleitung: Christof Klocker
Lektorat: Janette Schroeder
Layout & Umschlaggestaltung:
independent Medien-Design
GmbH, Horst Moser, München
Bildredaktion:
Simone Hoffmann
Herstellung: Petra Roth
Satz: Christopher Hammond
Reproduktion:
Medienprinzen GmbH,
München
Druck und Bindung:
Firmengruppe APPL, aprinta
druck, Wemding

ISBN 978-3-8338-6889-4

1. Auflage 2019

Die GU-Homepage finden Sie
unter www.gu.de

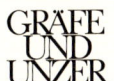

Ein Unternehmen der
GANSKE VERLAGSGRUPPE

Bildnachweis

Fotoproduktion: Mira Flatt
Weitere Abbildungen:
Plainpicture: S. 36; Stocksy: S.
10; iStock: S. 13, 17, 22, 32,
67; F1_Online: S. 20; Stock-
food: S. 42; Unsplash:
S. 50; EyeEm: S. 76; Getty
Images: S. 78

Syndication:
www.seasons agency.de

Wichtiger Hinweis

Die Anregungen in diesem
Buch stellen die Meinung der
Verfasser dar. Sie wurden nach
bestem Wissen erstellt und mit
größtmöglicher Sorgfalt geprüft. Sie bieten jedoch keinen
Ersatz für persönlichen medizinischen Rat. Jede(r) Leser(in) ist
für das Tun selbst verantwortlich. Weder Autoren noch Verlag können für eventuelle
Nachteile, die aus den im Buch
gegebenen Hinweisen resultie-
ren, eine Haftung übernehmen.

Umwelthinweis

Dieses Buch ist auf PEFC-zer-
tifiziertem Papier aus nachhaltiger Waldwirtschaft gedruckt.

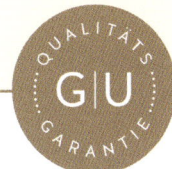

LIEBE LESERINNEN UND LESER,
wir wollen Ihnen mit diesem Buch
Informationen und Anregungen geben,
um Ihnen das Leben zu erleichtern oder
Sie zu inspirieren, Neues auszuprobieren.
Wir achten bei der Erstellung unserer
Bücher auf Aktualität und stellen höchste
Ansprüche an Inhalt und Gestaltung. Alle
Anleitungen und Rezepte werden von un-
seren Autoren, jeweils Experten auf ihren
Gebieten, gewissenhaft erstellt und von
unseren Redakteuren/innen mit größter
Sorgfalt ausgewählt und geprüft.
  Haben wir Ihre Erwartungen erfüllt? Sind
Sie mit diesem Buch und seinen Inhalten
zufrieden? Haben Sie weitere Fragen zu
diesem Thema? Wir freuen uns auf Ihre
Rückmeldung, auf Lob, Kritik und Anre-
gungen, damit wir für Sie immer besser
werden können. Und wir freuen uns, wenn
Sie diesen Titel weiterempfehlen, in Ihrem
Freundeskreis oder bei Ihrem online-Kauf.
  Sollten wir Ihre Erwartungen so gar nicht
erfüllt haben, tauschen wir Ihnen Ihr Buch
jederzeit gegen ein gleichwertiges zum
gleichen oder ähnlichen Thema um.

KONTAKT
GRÄFE UND UNZER VERLAG
Leserservice
Postfach 86 03 13
81630 München
E-Mail: leserservice@graefe-und-unzer.de

Telefon: 00800 / 72 37 33 33*
Telefax: 00800 / 50 12 05 44*
Mo–Do: 9.00–17.00 Uhr
Fr: 9.00–16.00 Uhr
(*gebührenfrei in D,A,CH)

www.facebook.com/gu.verlag

MEHR ENERGIE,
MEHR WOHLBEFINDEN!

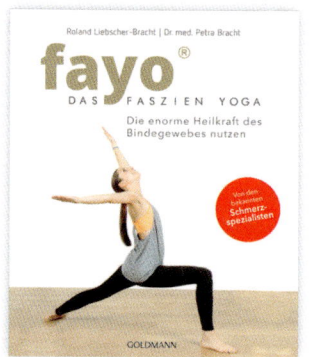
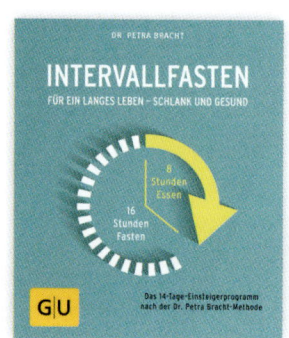
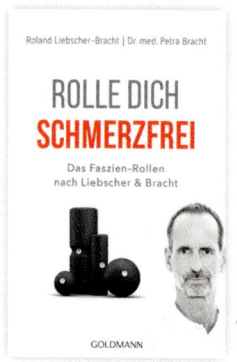
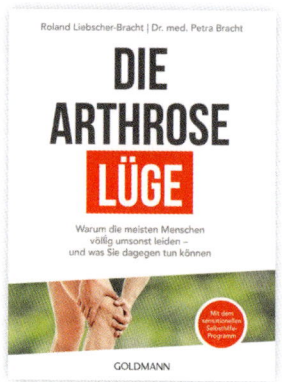
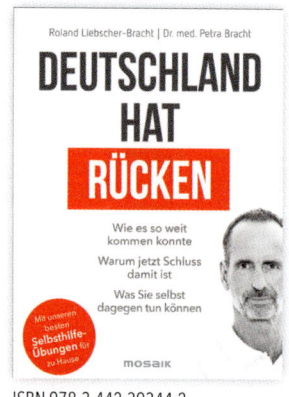
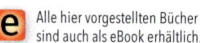
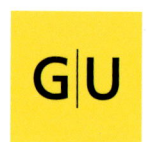